Color Atlas of
**Endodontic
Microsurgery**

显微根管外科
彩色图谱

Color Atlas of
Endodontic Microsurgery

主　　编　王捍国
审　　阅　Syngcuk Kim　余　擎
编　　者　王捍国　王　疆　姜　永　屈铁军
绘　　图　康维更
主编助理　徐　宁

人民卫生出版社

图书在版编目（CIP）数据

显微根管外科彩色图谱 / 王捍国主编 . —北京：人民卫生出版社，2016

ISBN 978-7-117-23027-8

Ⅰ．①显… Ⅱ．①王… Ⅲ．①根管疗法－图解

Ⅳ．①R781.05-64

中国版本图书馆 CIP 数据核字（2016）第 184857 号

人卫智网	www.ipmph.com	医学教育、学术、考试、健康，
		购书智慧智能综合服务平台
人卫官网	www.pmph.com	人卫官方资讯发布平台

显微根管外科彩色图谱

主　　编：王捍国
出版发行：人民卫生出版社（中继线 010-59780011）
地　　址：北京市朝阳区潘家园南里 19 号
邮　　编：100021
E - mail：pmph @ pmph.com
购书热线：010-59787592　010-59787584　010-65264830
印　　刷：北京铭成印刷有限公司
经　　销：新华书店
开　　本：889×1194　1/16　　印张：18
字　　数：558 千字
版　　次：2016 年 9 月第 1 版　2020 年 5 月第 1 版第 2 次印刷
标准书号：ISBN 978-7-117-23027-8/R · 23028
定　　价：168.00 元

打击盗版举报电话：010-59787491　E-mail：WQ @ pmph.com
（凡属印装质量问题请与本社市场营销中心联系退换）

主编简介

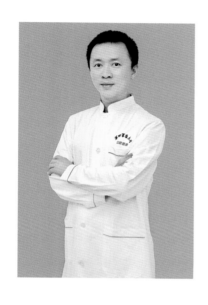

王捍国

　　医学博士,第四军医大学口腔医院牙体牙髓病科,副教授、副主任医师、硕士研究生导师。中华口腔医学会牙体牙髓病学专业委员会委员,陕西省口腔医学会牙体牙髓病学专业委员会委员。日本东京医科齿科大学齿学部(2007年4月—2008年3月)和美国宾夕法尼亚大学牙医学院(2010年11月—2011年4月)访问学者。擅长显微根管治疗术和显微根管外科,2011年5月至今已举办国家级继续医学教育学习班"显微根管外科理论和实践"十余期。副主编专著《根尖外科临床操作技术》以及《牙科临床规范化操作图谱》(第1版、第2版)。承担国家自然科学基金2项,以第一作者或通讯作者发表SCI收录论文5篇。"根管治疗新技术基础和临床研究"获陕西省科学技术一等奖(2012年,排名第四)。

Preface

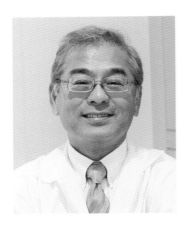

In November 2010 the author came to my Department at University of Pennsylvania (UPenn) to be trained in Modern Endodontics under the collaborative agreement with The Fourth Military Medical University and UPenn. The focus of our teaching at the Department of Endodontic in short "Penn Endo" since 1992 has been Modern Endodontics, using microscope and Endodontic Microsurgery. The author took Endodontic microsurgery seriously and practiced what he had learned at Penn at his hospital and mastered it. His hard dedicated works on Endodontic Microsurgery is shown here in this first textbook on this subject in China. The first textbook on this subject came by Penn Endo some 13 years ago and it is considered as THE textbook on this subject. The current textbook by Dr. Wang not only covers the basic principles thoroughly but also provides many relevant and interesting cases with clear illustrations making this truly friendly and informative book. The book is comprehensive and up to date.

Now Chinese dentists have an opportunity to study this subject using this book written in their own language. The whole purpose of Endodontics and Endodontic Microsurgery is to SAVE THE TEETH. Implants are popular in recent years for wrong reasons in many situations. However, there is simply no comparison having your own healthy teeth in your mouth. This book is dedicated to this concept that failed endodontic teeth can be saved predictably.

I would like to congratulate and commend the author for his dedication to share with his Chinese dentists what he learned, teaches and practices in his professional life thru this book. Penn Endo family is very proud of Dr. Wang's accomplishment!!

Syngcuk Kim, DDS, PhD, MD(hon)
The Louis I Grossman Professor, Department of Endodontics and Associate Dean, Global Educations.
School of Dental Medicine, University of Pennsylvania

序

    2010 年 11 月，王捍国医师按照第四军医大学和宾夕法尼亚大学的校际合作交流协议，来到宾大牙科学院牙髓病科（简称"宾大牙髓"）接受现代牙髓病学的临床培训。宾大牙髓从 1992 年起就将教学聚焦于使用牙科显微镜的现代牙髓病学和显微根管外科。本书作者致力于显微根管外科，将宾大牙髓所学完全掌握并在第四军医大学口腔医院不断进行临床实践。他在显微根管外科领域的全身心投入和辛勤工作凝聚成为中国该领域的第一部专著。大约 13 年前，宾大牙髓编写的本领域第一部专著被认可为显微根管外科教科书。而现在由王捍国医师编写的本书不仅全面阐述了显微根管外科的基本原理，还提供了许多相关和有意思的病例。书中包含大量清晰图片，资料丰富，易于理解，而且内容全面、与时俱进。

    本书使中国的口腔医师们有机会通过中文教科书来学习显微根管外科。牙髓病学和显微根管外科的终极目标就是"保存牙齿"。近年来，种植体在许多情况中由于误用而变得非常流行。然而，它与自己口腔内健康的天然牙齿是没有可比性的。本书就致力于这样的理念：根管治疗失败的患牙仍然可以治疗和保留。

    谨此祝贺并赞扬作者通过本书与他的中国同行们分享他职业生涯中的所学、所教和临床实践。宾大牙髓大家庭对于王捍国医师取得的成就倍感自豪!!

金承國，DDS，PhD，MD（荣誉）

宾夕法尼亚大学牙科学院

环球教育副院长

牙髓病科 Louis I Grossman 教授

自序：显微根管外科之路

回顾我的显微根管外科之路，历历在目。

最初接触根管外科是在20世纪90年代，本科阶段学习了理论，研究生期间又在临床见习郭敬俊教授进行根管外科手术。2003年史俊南教授主编《现代口腔内科学（第2版）》，我分工负责第五篇第三章《根管外科学》的编写，期间阅读了大量国内外文献，后又在临床中，见习余承军医师进行现代根管外科手术，对此领域有了深入了解，由此产生浓厚兴趣。

机会总是眷顾有准备的人。经我院原颌面外科教授、宾大牙科学院牙周科杨维东博士牵线搭桥，2010年6月，余擎主任带我亲赴香港，与显微根管外科创始人宾大牙科学院牙髓病科Kim教授会面，商讨合作交流事宜，并邀请他访问我院。7月，Kim教授首次来中国大陆进行学术访问，在我院进行学术讲座并进行了右侧下颌第一磨牙显微根管外科手术，我作为助手，亲历手术，倍感震撼！

2010年11月1日，在医院、科室和家人的大力支持下，在口腔医院出国留学基金的资助下，按照四医大和宾大合作交流协议，我作为来自中国大陆的第一位牙髓病专科医师，赴美国宾大牙科学院牙髓病科进行为期6个月的临床研修。理论学习、文献回顾、病例讨论、临床见习、仿头模型训练、临床助手……时光飞逝，我全面掌握了显微根管外科理论和初步的临床操作。

2011年4月30日归国，迎接我的不仅有鲜花笑容，还有振奋人心的好消息：赵铱民院长和余擎主任高瞻远瞩、深谋远虑，将显微根管外科作为一个重点发展方向，决定筹建国内第一个"显微根管外科中心"。更让我感动的是，因为没有新的场地，主任们腾出办公室，将其改建为"显微根管外科中心"。同时，我们在特诊室开辟了专用时间和场地，积极开展显微根管外科。

2012年11月21日，现代化的"显微根管外科中心"启用，集成了中心柱、高端手术显微镜、牙科椅、椅旁牙片机、CBCT和PACS终端、牙科超声系统、照相和视频直播系统等仪器设备，并设计了房间整体铅板防护以及大面积导电玻璃组合铅玻璃观察窗，兼具医疗和教学两大功能。"显微根管外科中心"使我们在显微根管外科领域的临床和教学工作跃上崭新平台，每天可开展手术3～5台，随时可以进行手术直播。

占得先机，持续领跑。我带领团队于2011年5月全面开展显微根管外科，完成大量手术病例，临床应用类型和牙位齐全，患者来自全国各地。我们还进行了显微根管外科相关的临床和基础研究，如近远期疗效观察和预后因素分析、早期根裂的手术治疗、根管外生物膜和牙根再生等。2014年在中华口腔医学杂志发表文章《显微根尖外科手术180例回顾性分析》；在2014年出版的《牙科临床规范化操作图谱（第2版）》中编写章节《显微根尖手术》。我们至今已举办国家级继续医学教育学习班《显微根管外科理论和实践》十一期，多次应邀在学术会议和学习班上作学术报告。

百尺竿头，更进一步。我们潜心研究、大胆创新，创造了两种显微根管外科手术。第一，打破上颌磨牙腭根无法在显微镜下行根尖手术的禁忌，成功进行十余例上颌磨牙腭根的显微根尖外科手术，并形成操作规范，获得Kim教授和国内同行的认可。第二，三根型下颌第一磨牙独立远舌根因为弯曲度大、细小且根尖距唇侧骨板远，被认为是根尖手术禁忌证，这种情况下通常行半切术或拔除。我们在临床研究的基础上，成功完成4例三根型下颌第一磨牙全部牙根和根管的显微根尖手术，随访疗效好，尚未见国内外文献报道。

一路走来，有你们指引！感谢口腔医院院部领导以及牙体牙髓病科主任们对我的指导、帮助和关怀；感谢同仁们对我的理解、支持和厚爱！

特别感谢兄弟科室的合作者们，我们一起进行术前讨论、麻醉、多学科手术合作。他们是口腔外科周宏志副教授和丁宇翔副教授，麻醉科张国良教授和朱伟医师，牙周科董广英副教授、马志伟副教授和鲁红副教授，以及种植科马威副教授等。

感谢我的助手们，李丹、王金乔、刘晓燕、杨媛、刘玺等，每一台手术都离不开你们的密切配合。

当然，我们也清楚地认识到，与国内外同行相比，我们还存在着局限和不足，如：联合应用引导骨组织再生术（GBR）很少；完成意向再植术病例较少；手术用显微器械全部是从国外进口的，亟待国产化和新器械研发。在今后的临床实践中，尚需向国内外同行们请教和学习，加强合作和交流，推动显微根管外科的发展，更好地治疗患牙、保存牙齿。

显微根管外科，在路上！

王捍国

2016 年 5 月

前　言

　　随着根管治疗术的普遍开展，由于根管解剖系统的复杂性、医源性错误（如器械分离）等原因导致根管治疗术失败而需要进行根管外科的患牙越来越多。如何更好的保存患牙是口腔医师、特别是牙髓病专科医师面临的挑战。相比传统的根管外科，显微根管外科具有明显优势，比如，治疗牙位全（包括前牙、前磨牙和磨牙），精确、微创，并发症少，成功率高达90%以上等。我们于2010年率先在国内开展了显微根管外科，采用手术方法治疗了大量复杂、疑难的牙髓病和根尖周病患牙，积累了丰富的临床经验。我们收集、整理、分析了2010年7月至2014年9月的500余例临床病例，并阅读了大量文献，求教国内外本领域专家教授，在一年多的时间里编写了首部中文专著《显微根管外科彩色图谱》，以期提高我国牙髓病、根尖周病的治疗水平，大力推广显微根管外科，治疗患牙，保存牙齿。

　　全书共1600余幅照片，内容全面、图文并茂、形象直观。本书共分为十章：第一章介绍显微根管外科的必要性；第二章为病例选择，包括适应证、病例分类和禁忌证；第三章为术前评估和给药；第四章介绍设备、器械和材料，包括手术显微镜、手术器械、超声工作尖、逆行充填材料、手术室设置和直播系统；第五章为全书主要内容，详细讲解显微根尖外科手术步骤；第六章介绍其他显微根管外科手术，包括意向再植术、根管穿通修补术、分离器械取出术和牙根外科；第七章介绍术后反应和并发症防治；第八章探讨疗效评估；第九章为本书重点内容，讲解显微根管外科临床应用；第十章介绍显微根管外科存在的局限性并进行展望。

　　另外，读者还可以在网络增值服务平台上观看典型手术视频，包括下颌第一磨牙显微根尖外科手术、上颌第一磨牙腭根显微根尖外科手术、下颌第二磨牙显微意向再植术、上颌前磨牙和磨牙根管内分离器械显微取出术。

　　全书主要由第四军医大学口腔医院牙体牙髓病科副教授王捍国博士编写完成，另外还邀请到本领域的青年专家参与编写，其中我院急诊与综合临床科王疆博士编写第四章第二节和第七章第一节，牙体牙髓病科姜永博士编写第四章第一节，屈铁军博士编写第四章第三节的部分内容。信息科康维更负责描绘示意图。主编助理牙体牙髓病科研究生徐宁医师协助主编进行病例回访、资料整理、照相、文字校对等。编写人员全身心投入，不辞辛劳，认真撰稿，多次讨论，反复修改，精心拍照，力求尽善尽美。

　　在编写过程中，得到科室领导和同事们多方面的指导、支持、鼓励和帮助。要特别感谢以下同仁在编写过程中提供的大力协助，我院牙体牙髓病科苏凌云教授、余承军主治医师、张晓医师，研究生翁希里、高阳和传爱云，护士杨媛、谈敏娟和郭欣楠，以及进修医师陈涛、刘元媛，解剖生理教研室于世宾副教授，病理科刘源副教授，暨南大学彭帆教授等。

　　本书的编写和出版得到国家自然科学基金面上项目（No.81271126）的资助。

　　当然，鉴于水平、经验和条件，本书中难免有疏漏错误，恳请国内外同道不吝赐教，提出宝贵意见和建议，以便再版时及时修订，使本书更为完善。

编　者

2016年5月

目 录

典型病例视频（网络增值服务平台）

一、下颌磨牙显微根尖外科手术（视频 1）

二、上颌磨牙腭根显微根尖外科手术（视频 2）

三、显微意向再植术（视频 3）

四、根管内分离器械显微取出术（视频 4，5）

第一章
显微根管外科的必要性

第一节　根管外科的必要性

　　根管治疗术是治疗牙髓病、根尖周病的首选方法,根管治疗不规范、不完善是根管治疗术失败的首要原因。因此,当根管治疗不完善时,常规应首选根管再治疗术(图1-1～图1-4)。

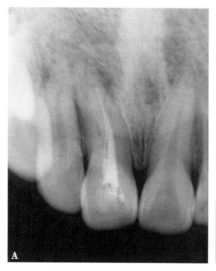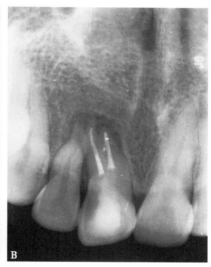

图1-1　右上中切牙根管治疗不完善行再治疗
A. 术前牙片　B. 术后牙片

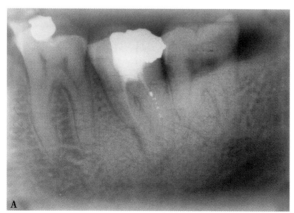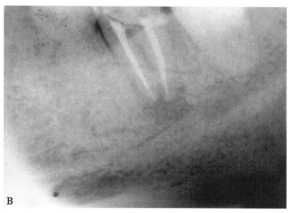

图1-2　左下第二磨牙根管治疗不完善行再治疗
A. 术前牙片　B. 术后牙片

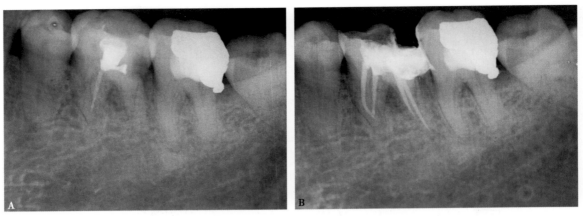

图 1-3　左下第一磨牙根管治疗不完善行再治疗
A. 术前牙片　B. 术后牙片

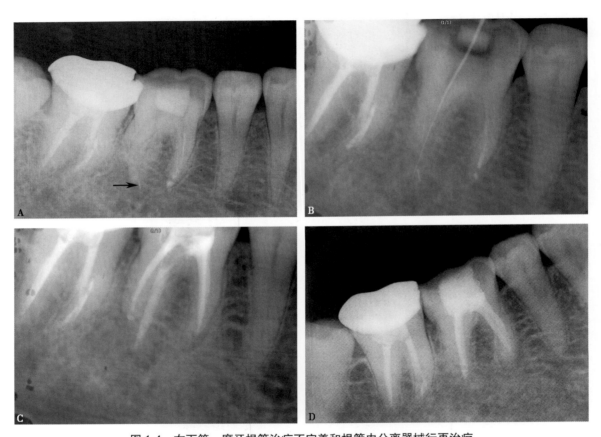

图 1-4　右下第一磨牙根管治疗不完善和根管内分离器械行再治疗
A. 术前牙片, 示远舌根管根尖段分离器械 (→)　B. 术中诊断丝牙片, 确定分离器械位置
C. 取出分离器械, 完成根管充填　D. 术后 2 年随访牙片

　　现代 / 显微根管治疗术采用新的理论、器械设备、材料和方法, 其成功率可高达 90%, 其再治疗术的成功率可达 50%～80%。那么失败病例原因何在? 如何处理?

一、根管系统复杂性

　　患者, 25 岁, 左上颌第一前磨牙 5 年前因牙髓炎行根管治疗术, 检查见根尖周区窦道和叩痛 (+)。牙片示根管充填尚可, 根尖周阴影。诊断为根管治疗后疾病。首先进行根管再治疗术, 去除原根充物后进行完善的根管预备、消毒和充填，窦道和叩痛仍然存在。建议行根管外科手术治疗。术后5天拆线，窦道闭合，叩痛缓解（图1-5）。

　　该病例根管治疗术失败的主要原因是根管系统的复杂性，除了主根管外，还存在副根管、根管侧支、根尖分歧、根尖分叉、管间交通支、管间峡部等复杂的解剖结构，根管治疗术中难以进行彻底清创、消毒和充填（图1-6）。

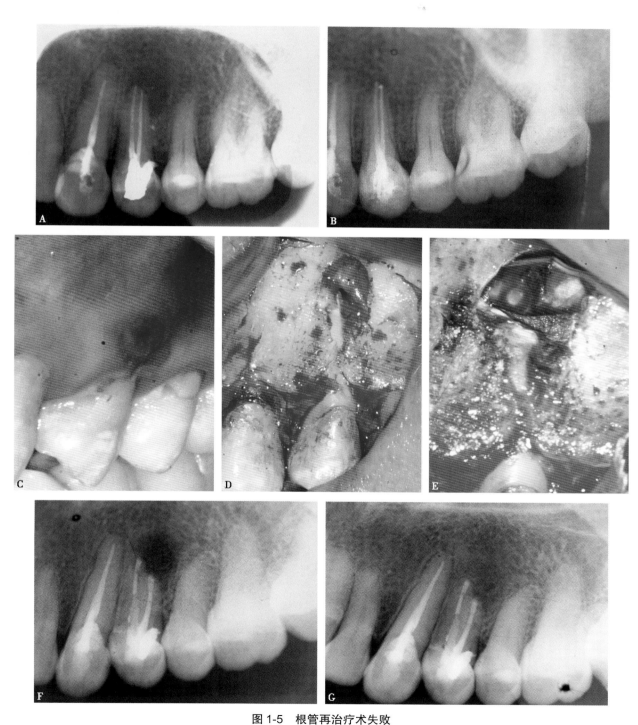

图1-5　根管再治疗术失败
A. 术前牙片　B. 根管再治疗术后牙片　C. 口内像示窦道　D. 翻瓣后见根尖周肉芽组织
E. 完成逆行根管充填　F. 术后即刻牙片　G. 术后5个月随访牙片示根尖周痊愈

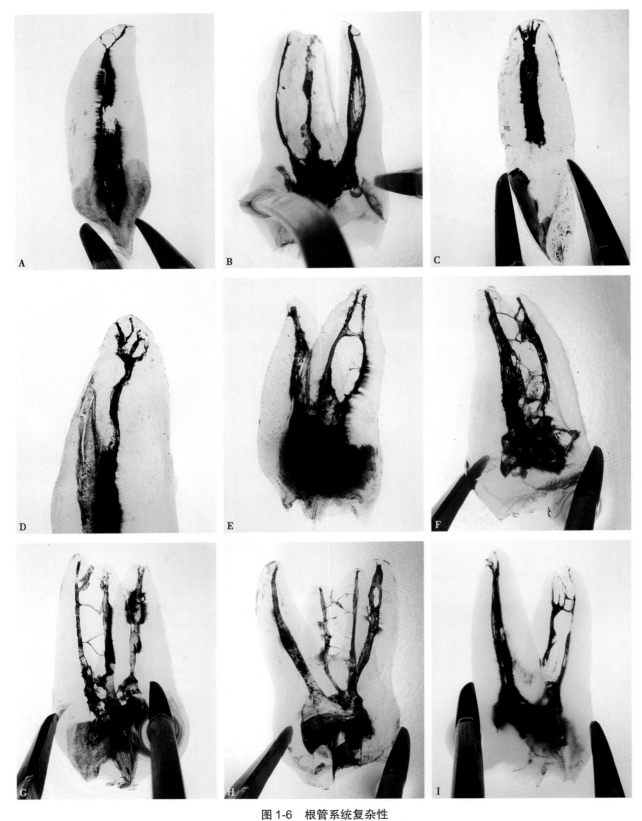

图 1-6　根管系统复杂性

A. 根管侧支　B. 根尖分歧　C. 根尖分叉　D. 根尖分叉　E. 管间峡部
F. 管间交通支　G. 管间交通支　H. 管间交通支　I. 根尖分叉和管间交通支

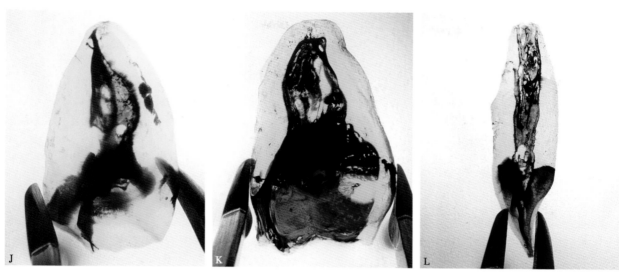

图1-6 根管系统复杂性（续）
J. C形根管　K. C形根管　L. 网状根管

二、根管外生物膜

根管治疗术对于难治性根尖周炎通常无效，因为在根管内甚至在根尖孔外存在细菌生物膜［包括根管内生物膜（intracanal biofilms），根管外生物膜（extraradicular biofilms），根尖生物膜（periapical biofilms）］，非手术方法难以清除。右下第一磨牙根管治疗后疾病，行根尖外科手术，根尖切除后扫描电镜观察，根尖部牙骨质以及超填牙胶上形成了成熟的细菌生物膜（图1-7）。

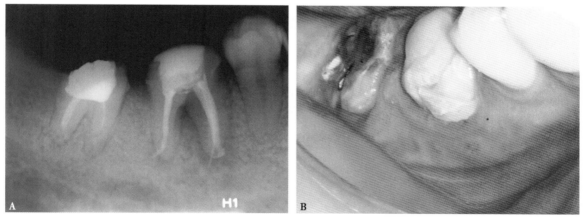

图1-7 根管外菌斑生物膜
A. 右下第一磨牙术前牙片　B. 口内像

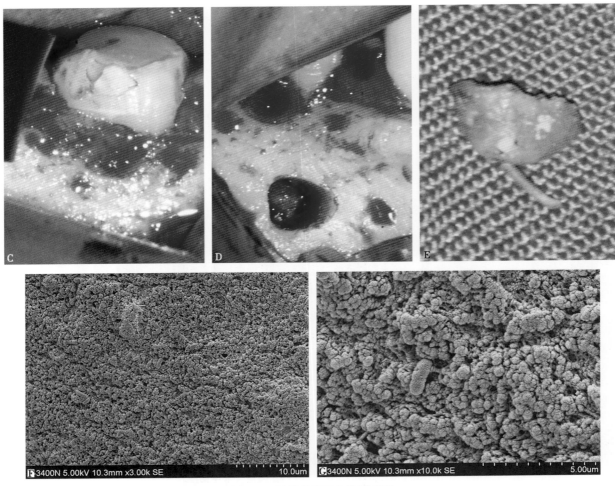

图 1-7　根管外菌斑生物膜（续）

C. 翻瓣后见颊侧骨板完整　D. 根尖切除　E. 切除后根尖，见超填牙胶　F. 切除后根尖扫描电镜观察见菌斑生物膜
G. 放大后见细菌致密排列

三、囊肿

按照病理学特点，慢性根尖周炎分类为根尖周肉芽肿、根尖周脓肿和根尖周囊肿。根据根管系统与囊腔相通与否，囊肿分为袋状囊肿和真性囊肿，根管治疗术治疗真性囊肿无效（图1-8，图1-9）。有研究表明：真性囊肿占慢性根尖周炎病变达9%（图1-10）。

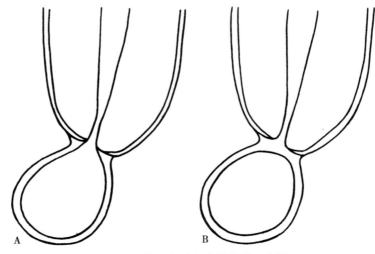

图 1-8　袋状囊肿和真性囊肿示意图
A. 袋状囊肿　B. 真性囊肿

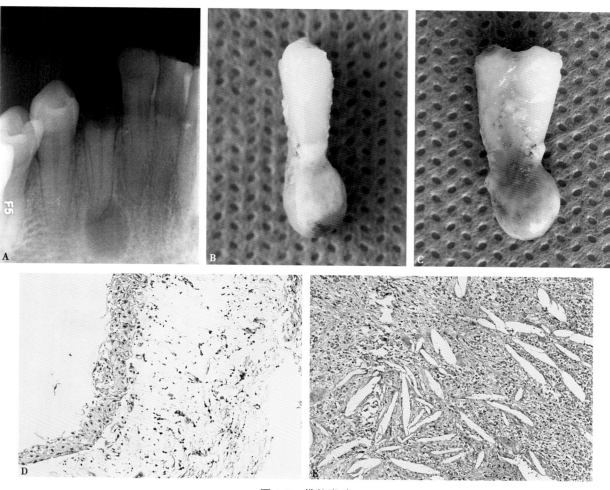

图 1-9 袋状囊肿
A. 右下尖牙牙片,示根尖周囊肿 B. 拔牙后颊面观 C. 远中面观
D. 病理检查示囊肿(×20) E. 内含胆固醇结晶(×20)

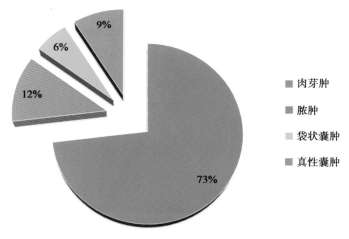

■ 肉芽肿
■ 脓肿
■ 袋状囊肿
■ 真性囊肿

图 1-10 慢性根尖周炎症类型及比例

对于根尖周囊肿患牙,应首先采用根管治疗术进行治疗并随访,有痊愈可能(图 1-11)。当根管治疗术无效时,应考虑真性囊肿的可能性,采用手术方法治疗(图 1-12,图 1-13)。

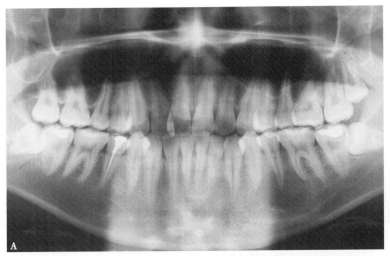

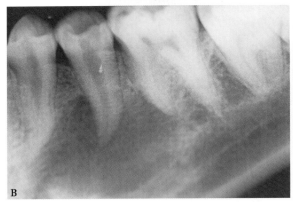

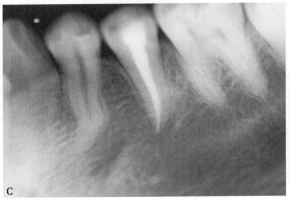

图 1-11　根管治疗术成功治疗根尖周囊肿

A. 全口曲面体层片示左下第二前磨牙根尖周囊肿　B. 牙片　C. 根管治疗术后 12 个月随访牙片示根尖周痊愈

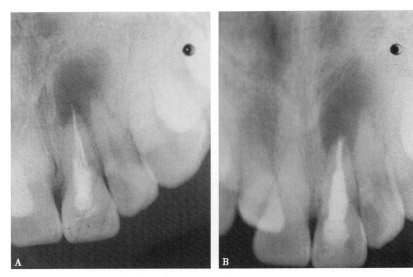

图 1-12　根管治疗术治疗根尖周囊肿失败

A. 术前牙片示根尖周囊肿　B. 根管再治疗术后

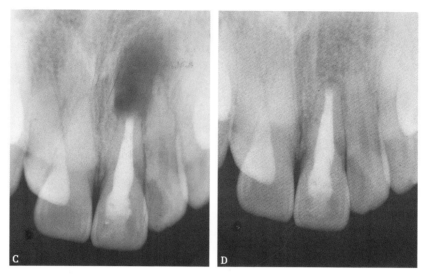

图 1-12 根管治疗术治疗根尖周囊肿失败（续）
C. 术后 6 个月窦道未闭合,行根尖外科手术 D. 术后 11 个月随访牙片示根尖周痊愈

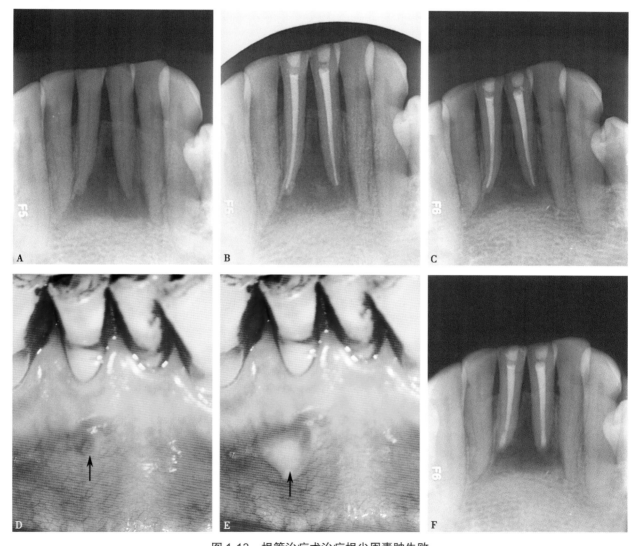

图 1-13 根管治疗术治疗根尖周囊肿失败
A. 术前牙片示根尖周囊肿 B. 根管治疗术后 C. 术后 3 个月随访牙片 D. 口内像示窦道未闭合(↑)
E. 挤压有脓液溢出(↑) F. 根尖手术后即刻牙片

第二节 传统和现代根管外科的内容和局限性

一、根管外科内容

根管外科（endondontic surgery），又称作牙髓外科，主要包含根尖外科或根尖周外科（apical surgery or periapical surgery，现多用前者）和牙根外科（periradicular surgery）。

1. 引流

包括切开引流（incision and drainage）、根尖周开窗术（apical trephination or trepanation）、根尖周囊肿减压引流术（decompression drainage of periapical cysts）。目前对于根尖周脓肿采用切开引流术。根尖周开窗术、根尖周囊肿减压引流术不再应用。

2. 根尖外科

包括根尖周刮治术（periapical curettage）、根尖切除术（apicoectomy）、根管逆行预备和充填术（retropreparation and retrofilling of root canal）和折断根尖摘除术（removal of fractured root tips）。目前认为根尖周刮治、根尖切除、根管逆行预备和充填是根尖外科手术的三个步骤，不能单独应用。行折断根尖摘除术时，也应该进行根尖周刮治、根尖切除术、根管逆行预备和充填。

3. 牙根外科

包括截根术（root amputation）、半切术（hemisection）和分根术（root separation）。

4. 根管内分离器械取出术（removal of intra-canal separated instruments）

5. 髓腔穿通修复术

包括髓室底穿通修复术（repair of furcal perforation）和根管旁侧穿通修复术（repair of root canal perforations），髓室底穿通通常采用非手术方法，根管旁侧穿通可以采用非手术（或）和手术方法。

6. 意向再植术（intentional replantation）

二、根尖外科手术步骤

根尖周刮治、根尖切除、根管逆行预备和逆行充填是根尖外科手术中三大步骤，是一个连续过程（图 1-14）。单纯的根尖周刮治术和根尖切除术不能形成根尖封闭，易再感染而使成功率降低，已不再单独使用（图 1-15～图 1-17）。

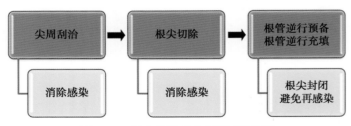

图 1-14 根尖外科手术步骤以及作用

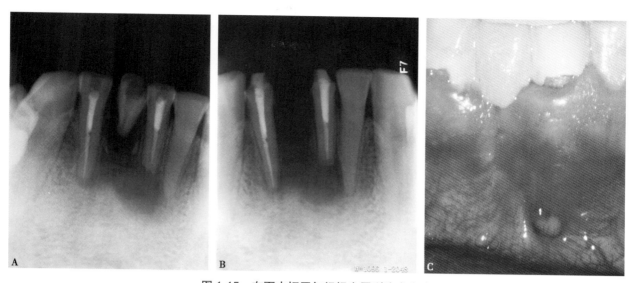

图 1-15　左下中切牙仅行根尖周刮治术失败

A. 根管治疗术后牙片　B. 左下中切牙根尖周刮治术后 8 个月随访牙片　C. 口内像示根尖周窦道

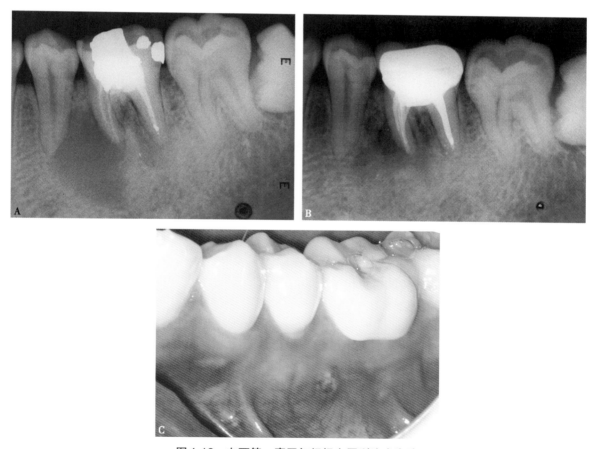

图 1-16　左下第一磨牙仅行根尖周刮治术失败

A. 根管治疗术后牙片　B. 根管再治疗和根尖周刮治术后 24 个月随访牙片　C. 口内像示根尖周窦道

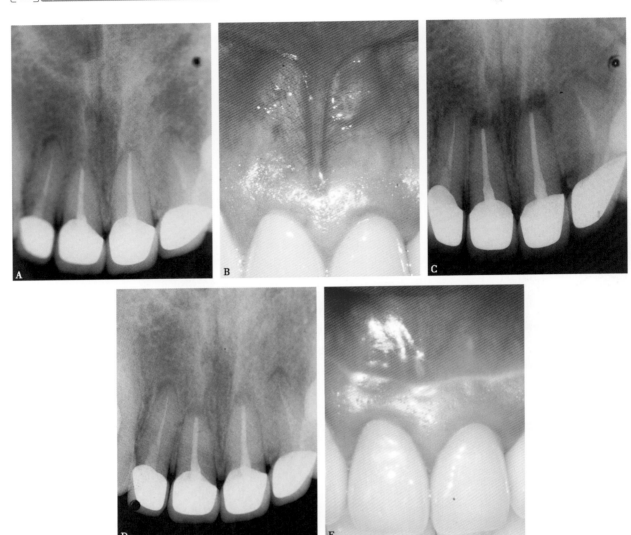

图 1-17 单纯根尖切除术失败
A. 术前牙片　B. 口内像示上颌中切牙根尖周肿胀　C. 上颌中切牙根尖切除术后牙片
D. 术后 5 个月随访牙片　E. 口内像示根尖周肿胀

三、传统和现代根管外科的局限性

1. 传统、现代和显微根管外科的特点比较

根管外科的方法由来已久，早在 16 世纪，就有急性根尖周脓肿切开引流的记录。1800 年，Farrar 曾报道过根尖切除手术，随后 Black 又报道了牙根截除术。现代根管外科以超声工作尖进行根管逆行预备为主要特点，显微根管外科随牙科显微镜的应用形成于 20 世纪 90 年代，显微镜下进行手术操作为其主要特点。三者比较见表 1-1。

表 1-1 传统、现代和显微根管外科特点比较

类型	放大	去骨开窗	探查	根尖切除面	根管逆行预备	逆行充填
传统	无，肉眼	大	无	45° 斜面	裂钻或球钻制备 II 类洞	银汞合金
现代	肉眼 / 放大镜（2～6 倍）	中	无 / 低倍	约 20° 斜面	超声工作尖制备 I 类洞	SuperEBA/MTA
显微	3～30 倍	小	高倍	0～10° 平面	超声工作尖制备 I 类洞	MTA/ 生物陶瓷

2. 传统根管外科成功病例

传统根管外科在前牙等简单病例中可以取得良好效果（图1-18，图1-19）。

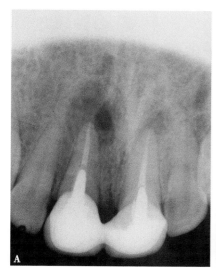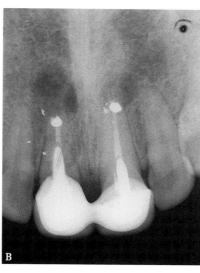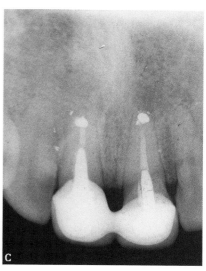

图1-18　上颌中切牙传统根尖外科手术
A. 术前牙片　B. 术后牙片　C. 术后12个月随访牙片

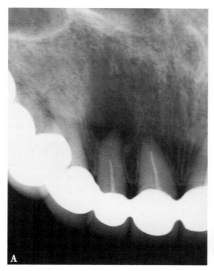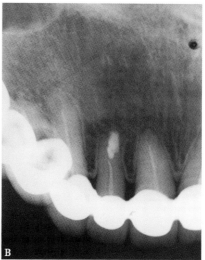

图1-19　右上侧切牙行传统根尖外科手术
A. 术前牙片　B. 术后6个月随访牙片

3. 现代根管外科成功病例

现代根管外科在前磨牙等较困难病例中可以取得良好效果（图1-20）。

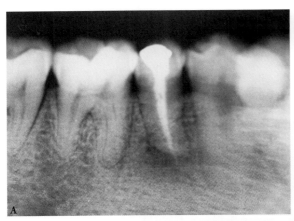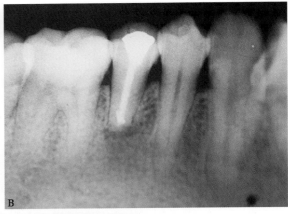

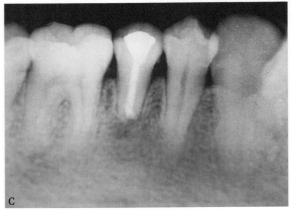

图 1-20　右下第二前磨牙行现代根尖外科手术

A. 术前牙片　B. 术后牙片　C. 术后 3 个月随访牙片

4. 传统和现代根管外科失败病例

然而，由于传统和现代根管外科理论、器械、设备等的局限性，成功率不高，会发生多种类型的失败，如根切不完整、根管逆行预备和充填在牙槽骨中、逆行充填材料脱落、软组织着色、根裂等（图 1-21～图 1-27）。

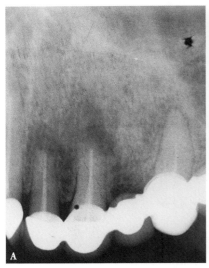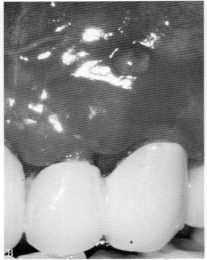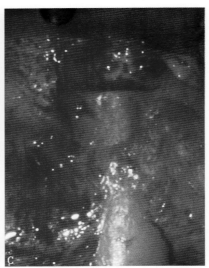

图 1-21　左上尖牙根尖切除不完整

A. 术前牙片　B. 口内像，示根尖周窦道　C. 左上尖牙根尖周刮治后见根尖切除不完整

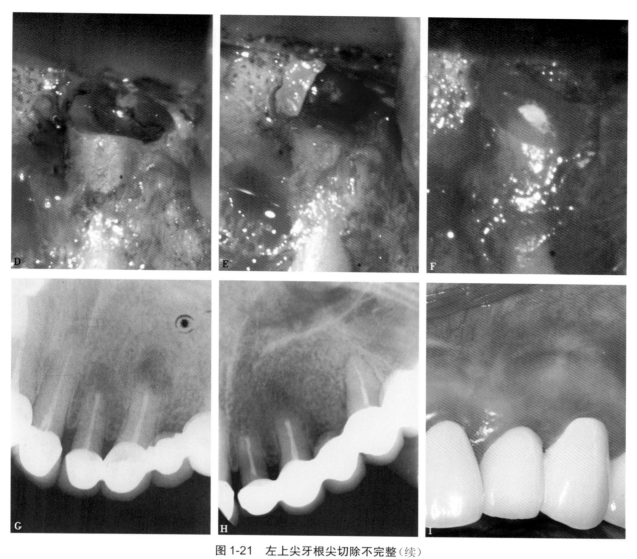

图 1-21 左上尖牙根尖切除不完整（续）

D. 染色探查　E. 完整切除根尖　F. 完成根管逆行预备和充填　G. 术后即刻牙片　H. 术后 40 个月随访牙片　I. 口内像

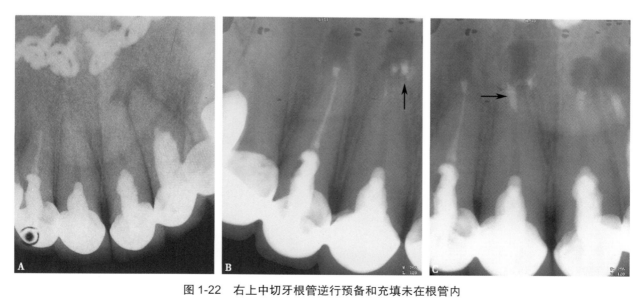

图 1-22 右上中切牙根管逆行预备和充填未在根管内

A. 术前牙片　B. 右上中切牙根管逆行预备和充填在根尖区牙槽骨中（↑）　C. 重行根管逆行预备和充填（→）

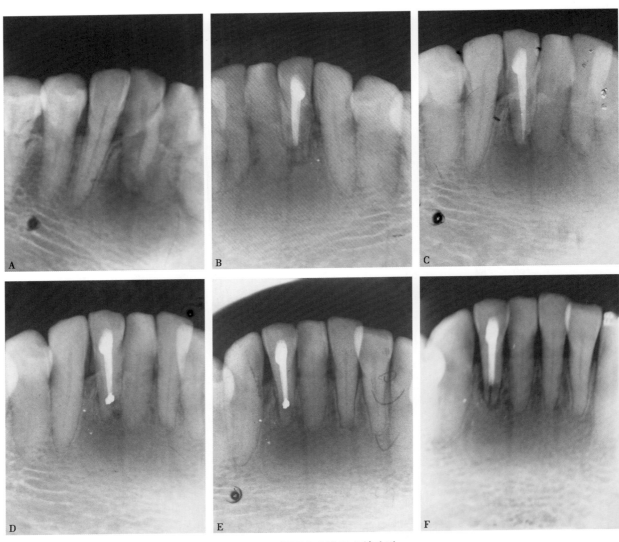

图 1-23 银汞合金逆行充填失败

A. 术前牙片　B. 根管治疗术后　C. 根管再治疗术后　D. 根尖外科手术后即刻牙片　E. 根尖外科手术后 6 个月随访牙片　F. 术后 4 年随访牙片示逆行充填材料脱落

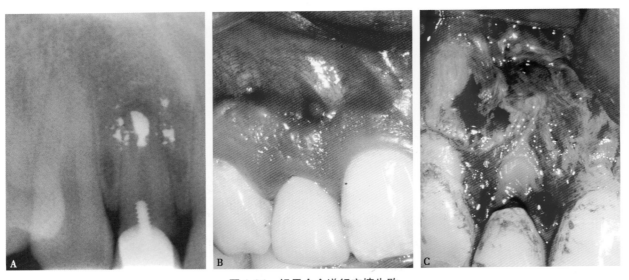

图 1-24 银汞合金逆行充填失败

A. 术前牙片　B. 术前口内像　C. 翻瓣后见根尖周区散在银汞合金以及组织着色

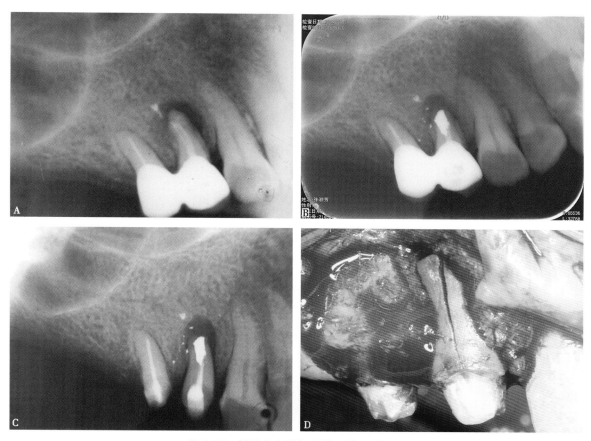

图 1-25 银汞合金逆行充填可能导致根裂
A. 右上第一前磨牙根管治疗术后牙片 B. 根尖外科手术后即刻牙片
C. 术后 10 个月随访牙片 D. 翻瓣探查见根裂

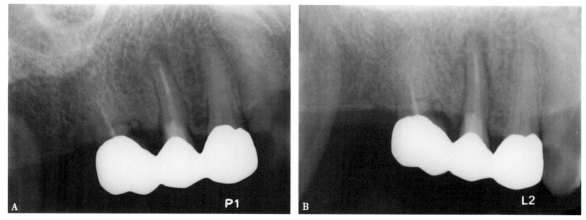

图 1-26 现代根尖外科手术发生 MTA 移位
A. 根管治疗术后 6 个月牙片 B. 根管治疗术后 12 个月牙片

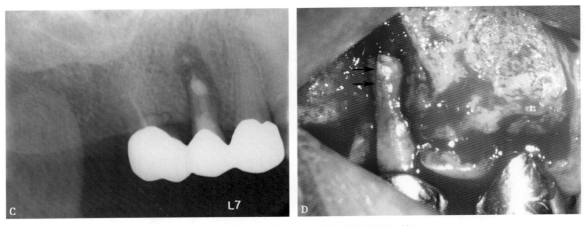

图 1-26　现代根尖外科手术发生 MTA 移位（续）
C. 根尖外科手术后 6 个月随访牙片　D. 再次翻瓣探查见根裂（→）和 MTA 移位

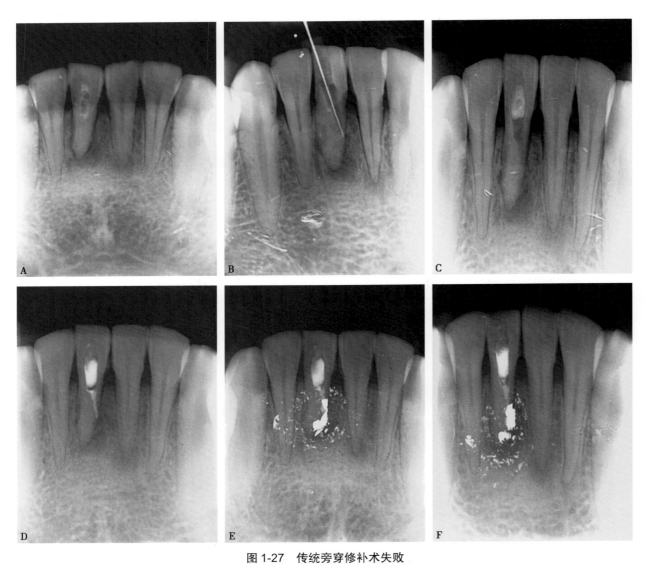

图 1-27　传统旁穿修补术失败
A. 术前牙片　B. 术中牙片,示根管旁穿　C. 根管内封药　D. 根管治疗术后牙片
E. 根尖外科手术和旁穿修补术后牙片,示散在银汞合金　F. 术后 1 个月随访牙片

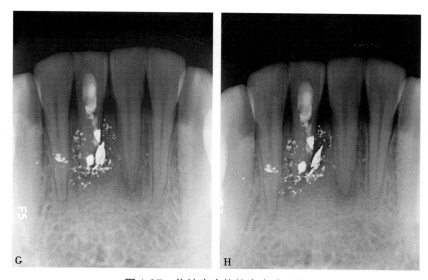

图 1-27　传统旁穿修补术失败（续）

G. 术后 5 个月随访牙片　H. 术后 11 个月随访牙片，示旁穿修补处银汞合金移位

第三节　显微根管外科的内容和优越性

一、显微根管外科内容

显微根管外科（endodontic microsurgery）主要包含显微根尖外科（apical microsurgery）和显微牙根外科（periradicular microsurgery），具体为：

1. 显微根尖外科
2. 显微牙根外科：包括截根术、半切术和分根术
3. 根管内外异物和（或）分离器械显微取出术
4. 髓腔穿通显微修复术，包括髓室底穿通修复术和根管旁侧穿通修复术
5. 显微意向再植术

二、显微根尖外科手术步骤

显微根尖外科手术步骤包括：切开翻瓣、去骨开窗、根尖周刮治、根尖切除、探查、根管逆行预备、根管逆行充填、缝合（图 1-28）。

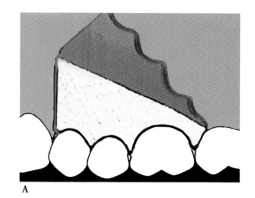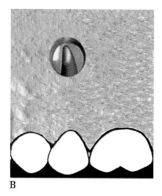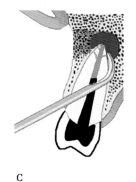

图 1-28　显微根尖外科手术步骤（示意图）

A. 切开翻瓣　B. 去骨开窗　C. 根尖周刮治

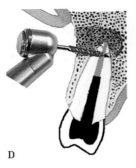 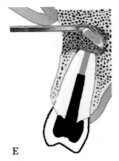 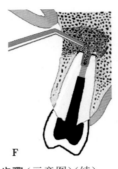 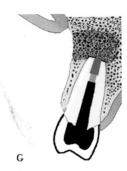

D   E   F   G

图 1-28　显微根尖外科手术步骤（示意图）（续）

D. 根尖切除　E. 探查　F. 根管逆行预备　G. 根管逆行充填

三、显微根管外科优越性

与传统和现代根管外科相比，显微根管外科借助显微镜的放大和照明、显微器械和超声工作尖以及良好逆行充填材料，微创、精确、疗效高（表 1-2）。

表 1-2　显微根管外科与传统和现代根管外科比较

操作	传统和现代根管外科	显微根管外科
根尖定位	有时困难	准确
去骨开窗	大（直径≥10mm）	小（直径≤5mm）
根尖切除面	角度大（20°～45°）	小（≤10°）
止血	无	彻底，术野清晰
牙根面探查	无／粗略	准确、全面
根管逆行预备	粗略，易旁穿	精确，根管内
根管逆行充填	不精确	精确
缝合	4-0 缝线	5-0、6-0 缝线
拆线时间	术后一周	3～5 天
疗效	低（＜50%）	高（＞90%）

第二章
病 例 选 择

第一节 适 应 证

外科手术和非手术方法(包括根管治疗术和根管再治疗术)同等重要,是牙髓病、根尖周病的有效治疗方法。一般说来,根管外科是在非手术方法无效的情况下采用。然而,某些情况下,显微根管外科比根管(再)治疗术更为保守,应优先采用。

一、经完善的根管(再)治疗而仍有症状和(或)体征

因为根管系统的复杂性、根管外细菌生物膜形成以及根尖周真性囊肿,非手术方法不能有效治疗部分牙髓病、根尖周病。因此,当患牙经过规范、完善的根管(再)治疗而仍然有症状和(或)体征时,应当进行显微根管外科(图 2-1～图 2-4)。另外,根管治疗术后患牙有可能已经发生根裂,非手术方法难以诊断和治疗,需要进行手术探查(图 2-5,图 2-6)。

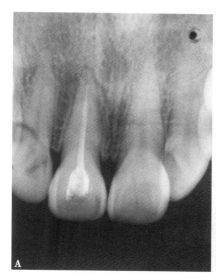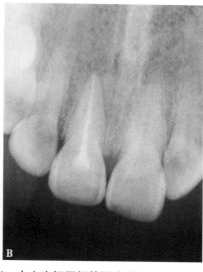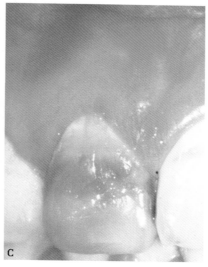

图 2-1 右上中切牙根管再治疗后仍有症状和体征
A. 术前牙片 B. 根管再治疗术后牙片 C. 口内像

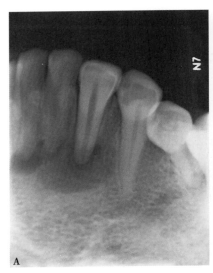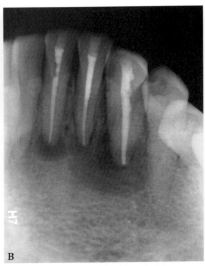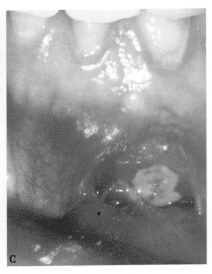

图2-2 下颌前牙根尖周囊肿

A. 术前牙片 B. 根管治疗术后牙片 C. 口内像

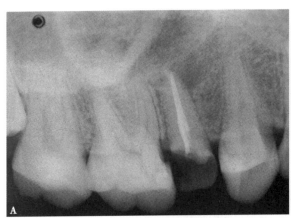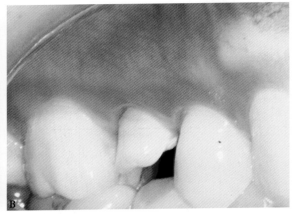

图2-3 右上第二前磨牙根尖周囊肿

A. 根管治疗术后6个月随访牙片 B. 口内像

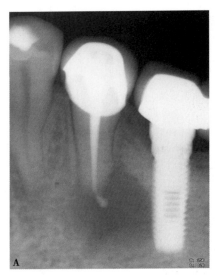

图2-4 左下前磨牙根尖周囊肿

A. 左下第二前磨牙根管治疗术后即刻牙片

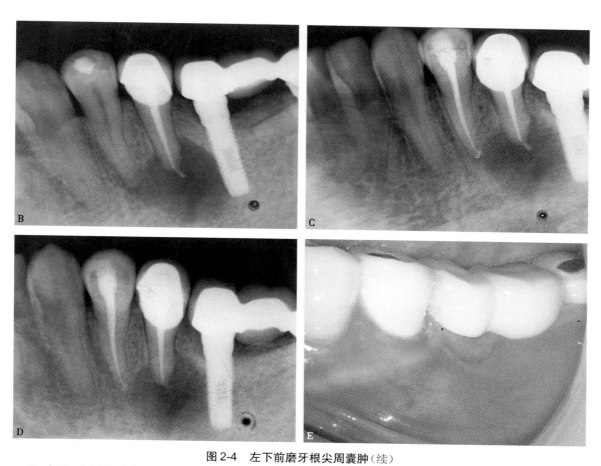

图 2-4 左下前磨牙根尖周囊肿（续）

B. 术后 1 年随访牙片　　C. 左下第一前磨牙根管治疗术后即刻牙片　　D. 术后 3 个月随访牙片　　E. 口内像

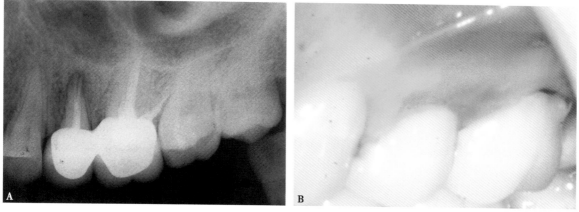

图 2-5 左上第二前磨牙根裂

A. 术前牙片　　B. 口内颊侧像

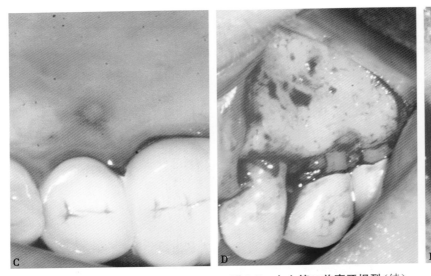
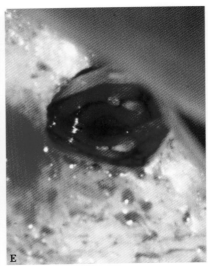

图 2-5 左上第二前磨牙根裂（续）

C. 口内腭侧像示窦道　D. 翻瓣后见颊侧骨板完整　E. 根尖切除后染色探查见颊舌向根裂

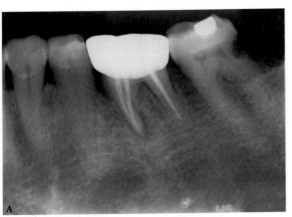

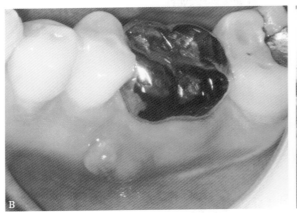
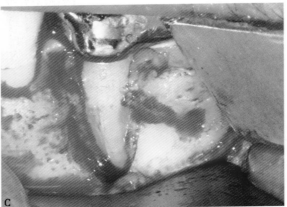

图 2-6 左下第一磨牙近中根根裂

A. 术前牙片　B. 口内像示窦道　C. 翻瓣后见颊侧骨板缺损和近中根根裂

二、由于解剖性因素不能完成、完善根管治疗

1. 根管钙化

牙外伤、牙髓治疗、牙齿发育异常等原因可以导致根管钙化，有时难以行根管（再）治疗（图 2-7～图 2-9）。

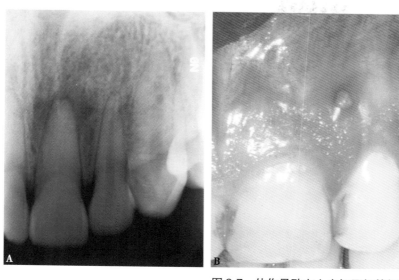
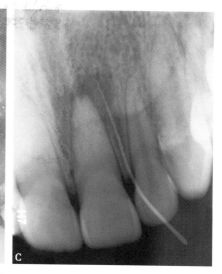

图 2-7 外伤导致左上中切牙根管钙化
A. 术前牙片 B. 口内像示窦道 C. 牙胶示踪感染来源于左上中切牙根尖

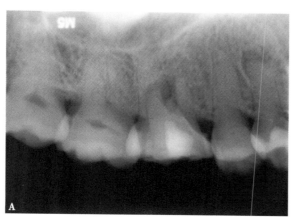
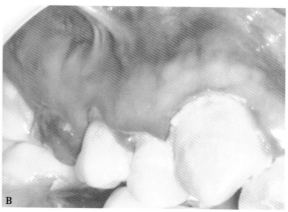

图 2-8 遗传性牙本质发育不全（DGI）患者多牙位髓室和根管钙化
A. 术前牙片 B. 口内像

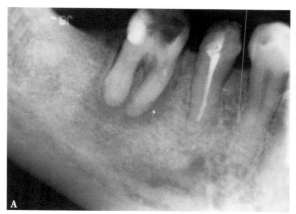
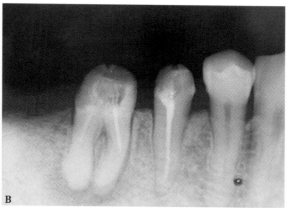

图 2-9 右下第一磨牙牙髓治疗后根管钙化
A. 术前牙片 B. 根管治疗术后牙片

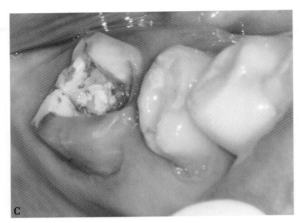

图 2-9　右下第一磨牙牙髓治疗后根管钙化（续）
C. 口内像

2. 根尖孔敞开

牙外伤、畸形中央尖等原因可以导致牙根发育停止、根尖孔粗大未闭合。首先采用非手术治疗，包括根尖诱导成形术、牙髓再生、根尖屏障术等。若无法进行非手术治疗或者非手术治疗失败则行根管外科（图 2-10～图 2-12）。

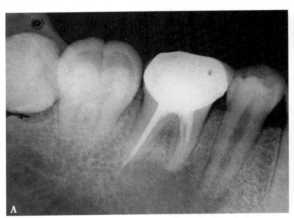
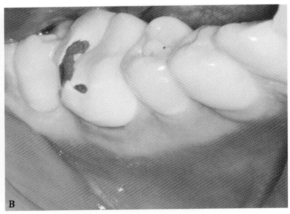

图 2-10　右下第二前磨牙因畸形中央尖折断导致根尖孔敞开
A. 术前牙片　B. 口内像

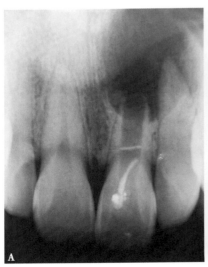
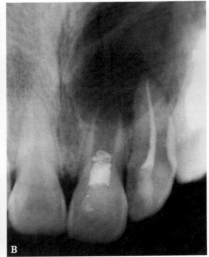
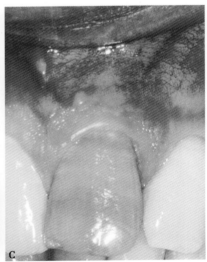

图 2-11　左上中切牙牙根未发育完成，根尖孔敞开
A. 术前牙片　B. 左上侧切牙根管治疗术后牙片　C. 口内像

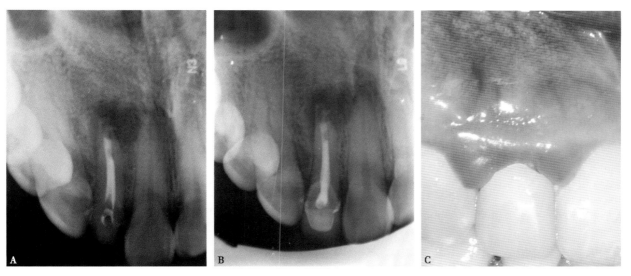

图 2-12 右上侧切牙牙根未发育完成,行根尖屏障术失败

A. 制备 MTA 根尖屏障术后牙片 B. 术后 6 个月随访牙片 C. 口内像

3. 根尖骨穿孔

错位萌出、牙外伤、正畸治疗等可能会导致根尖偏向唇颊侧,根尖部无牙槽骨甚至无牙龈覆盖,称作根尖骨穿孔(apical fenestration),有时需要根管外科手术(图 2-13)。

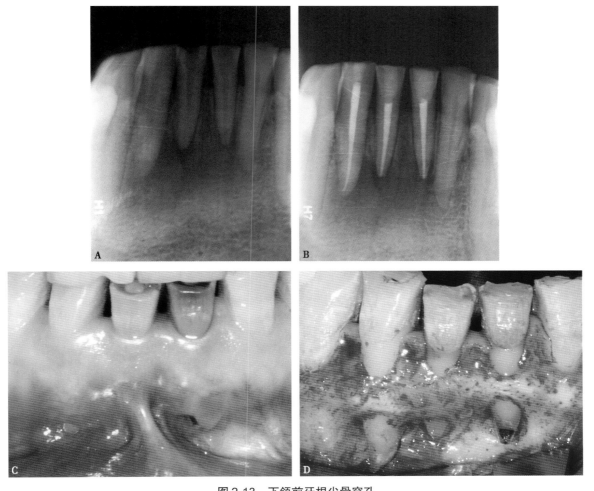

图 2-13 下颌前牙根尖骨穿孔

A. 术前牙片 B. 根管治疗术后牙片 C. 口内像 D. 翻瓣后见根尖骨穿孔

4. 特殊根管系统

（1）C形根管、管间峡部

管间峡部（isthmus）为根管间狭窄间隙，多见于上颌双根管型前磨牙、上颌磨牙近颊根以及下颌磨牙近中根。

C形根管（C-shaped canal system）是指横截面形态呈"C"形的牙根中存在的根管系统，多见于下颌第二磨牙（图6-1），也见于下颌第一前磨牙，偶见上颌磨牙近远颊根融合呈现C形根管。C形根管通常合并管间峡部（图2-14）。

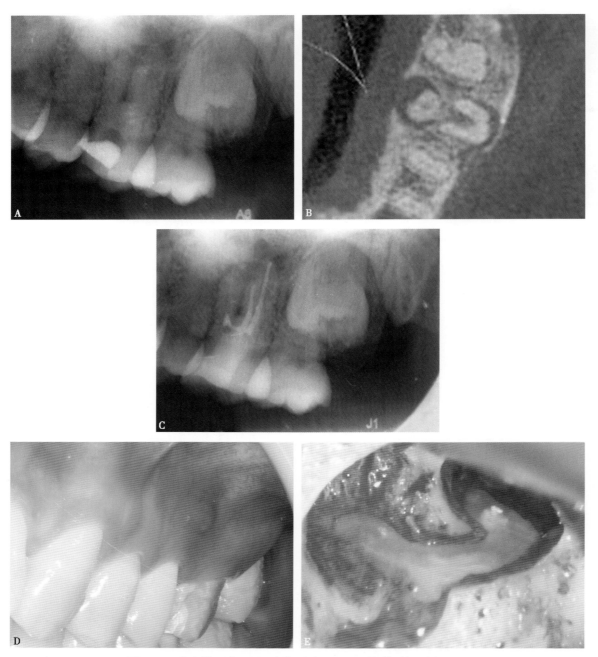

图2-14 左上第一磨牙近远颊根融合呈现C形根管（参见图9-13）

A. 术前牙片　B. CBCT示近远颊根融合呈现C形根管　C. 根管治疗术后牙片　D. 口内像　E. 探查示C形根管

（2）根管侧支

根管侧支多发生于根尖段，也见于根中段（图2-15）。

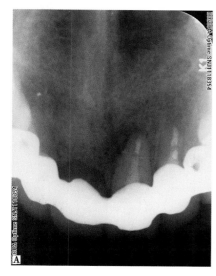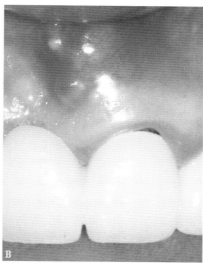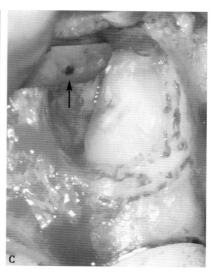

图2-15 左上中切牙根尖段根管侧支
A. 术前牙片 B. 口内像 C. 探查示根尖段颊侧根管侧支

（3）畸形舌侧沟

畸形舌侧窝/尖、舌侧沟和牙中牙统称为牙内陷，多见于上颌侧切牙，偶见中切牙，多呈对称性发生。当畸形舌侧沟延伸至根尖时，可将牙根分开，形成近远中双根，舌侧沟不易清洁，菌斑容易聚集，导致严重牙周疾病（图2-16）。

（4）牙中牙

牙中牙是牙内陷中最严重的类型，根管系统复杂，不易清理，根管治疗成功率不高，多需要进行手术治疗（图2-17，图2-18）。

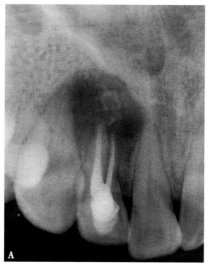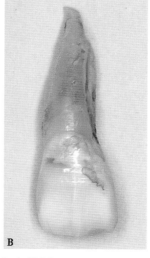

图2-16 右上侧切牙畸形舌侧沟
A. 牙片 B. 拔牙后唇侧面观

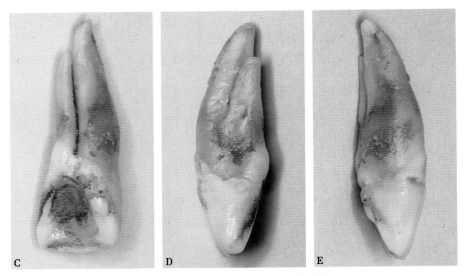

图 2-16　右上侧切牙畸形舌侧沟（续）
C. 腭侧面观　D. 近中面观　E. 远中面观

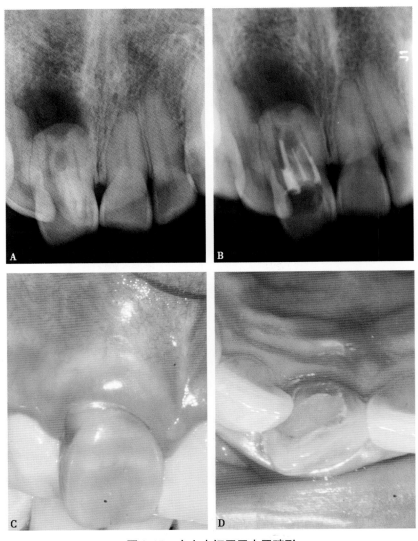

图 2-17　右上中切牙牙中牙畸形
A. 术前牙片　B. 根管治疗术后牙片　C. 口内唇侧像　D. 口内腭侧像

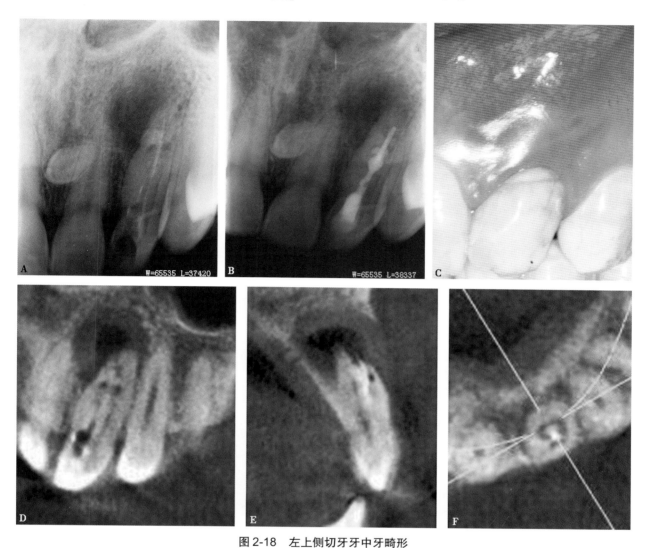

图2-18 左上侧切牙牙中牙畸形

A. 术前牙片 B. 根管治疗术后牙片 C. 口内像 D. CBCT冠状面 E. CBCT矢状面 F. CBCT水平面

三、由于医源性因素不能完成根管(再)治疗

1. 粗长根管桩

当存在粗长根管桩时,特别是粘接的铸造桩,拆除根管桩会破坏较多牙本质壁,可能会导致牙本质微裂甚至根裂,预后较差。因此,宜采用根管外科手术(图2-19,图2-20)。

2. 器械分离

器械分离是根管治疗术中常见并发症,重点是预防,处理策略参见图6-25。当分离器械超出根尖孔且有症状时,通常需要根尖外科手术(图2-21,图2-22)。图2-23所示病例可先行根管内分离器械取出术。

3. 根管外异物

根管治疗术和根管外科手术中可残留根管外异物,需要根尖外科手术取出(图2-24,图2-25)。

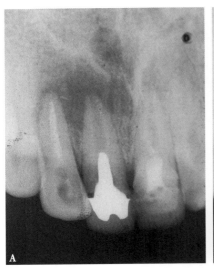
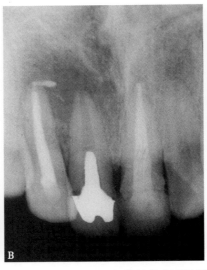
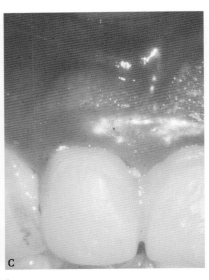

图2-19 右上中切牙因根管桩粗大不易拆除

A. 术前牙片 B. 右上侧切牙根管再治疗术后牙片 C. 口内像

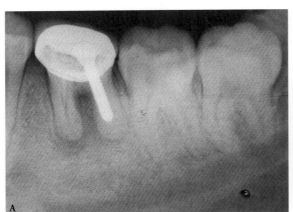
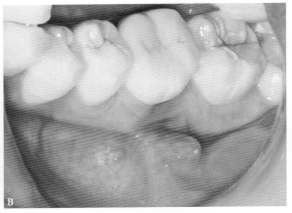

图2-20 左下第一磨牙远中根粗长根管桩不易拆除

A. 牙片 B. 口内像

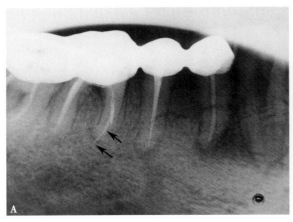
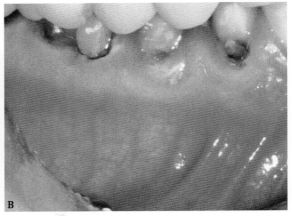

图2-21 右下第一磨牙近中根根尖段分离器械

A. 术前牙片（←分离器械） B. 口内像

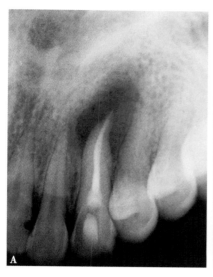 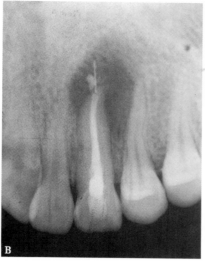 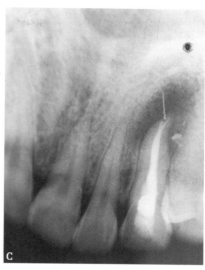

图 2-22　左上尖牙根管外分离器械

A. 术前牙片　B. 根管再治疗术后即刻牙片示根尖段分离器械推出根尖孔　C. 术后 6 个月复查

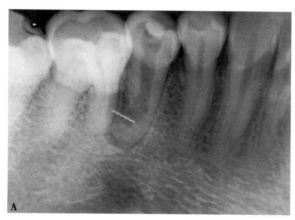 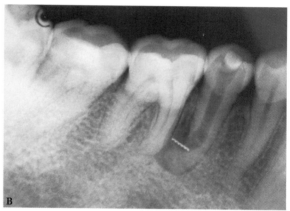

图 2-23　右下第二前磨牙根管内外分离器械

A. 术前牙片　B. 偏角投照牙片

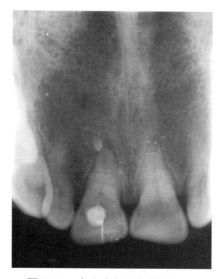

图 2-24　右上中切牙根管外异物

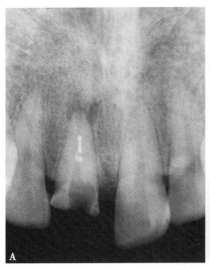
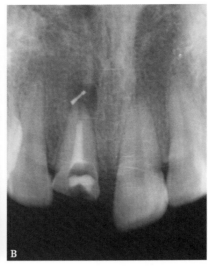
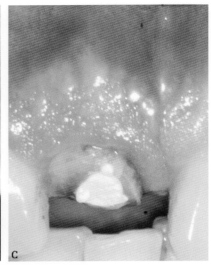

图 2-25 右上中切牙根管外异物

A. 术前牙片示根中段可疑金属异物　B. 根管再治疗术后即刻牙片示可疑金属异物被推出根尖孔　C. 口内像

4. 根管偏移／台阶形成

当根管弯曲度较大、预备方法不当时，可发生根管偏移和台阶形成。采用显微根管再治疗术有可能越过台阶，发现并预备原始根管。当非手术方法不能解决时，需采用根管外科（图 2-26，图 2-27）。

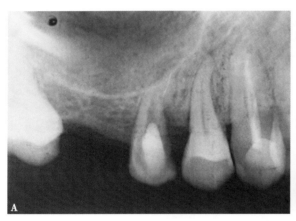
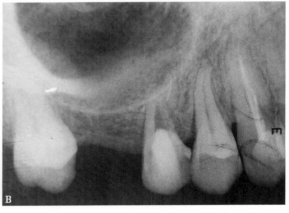

图 2-26 右上第二前磨牙刺刀样弯曲，根管内形成台阶

A. 术前牙片　B. 偏角投照

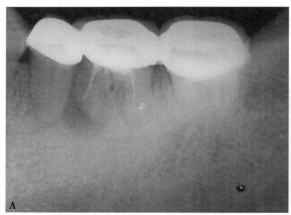
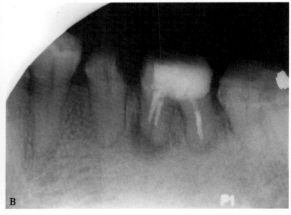

图 2-27 左下第一磨牙近中根管偏移

A. 术前牙片　B. 根管再治疗术后即刻牙片

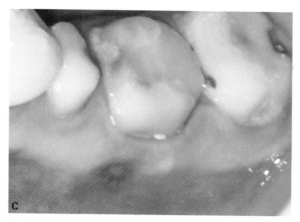

图 2-27 左下第一磨牙近中根管偏移(续)
C. 口内像

5. 根管旁穿

根管旁穿通常需要根管内旁穿修补术,若难以完成或失败则行根管外科(图 2-28)。

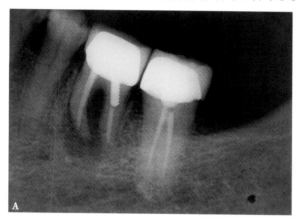
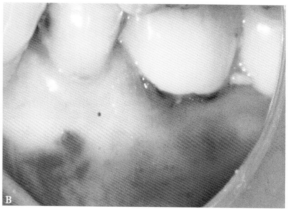

图 2-28 左下第一磨牙近中根管旁穿
A. 术前牙片 B. 口内像

6. 超填

糊剂和(或)牙胶的超填需要随访观察,确定根管治疗术失败时行根管外科(图 2-29)。

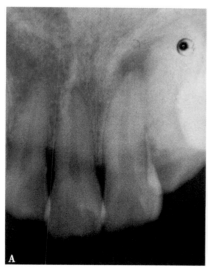
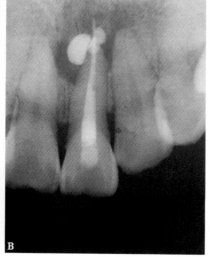
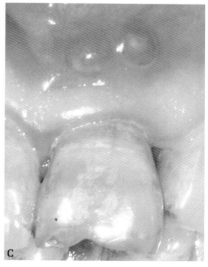

图 2-29 左上中切牙糊剂牙胶超填
A. 术前牙片 B. 根管治疗术后即刻牙片示超填 C. 口内像

四、牙外伤

1. 根折

牙外伤导致牙根横折 / 斜折的处理策略参见国际牙外伤协会（International Association for Dental Traumatology，IADT）的相关指南，通常不需要外科手术。当根尖部或根中部横 / 斜折后出现牙髓坏死、根尖周炎症的情况时，需要行根尖外科手术并取出折断根尖（图 2-30）。

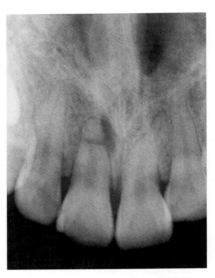

图 2-30 右上中切牙根尖部横折

2. 外吸收

牙外伤可能会导致替代性吸收，牙根吸收被牙槽骨完全替代，仅余下牙冠和牙胶，需要拔除牙冠以及手术取出残留牙胶（图 2-31）。

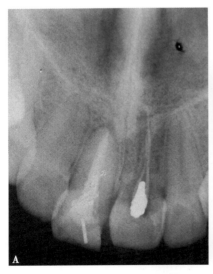
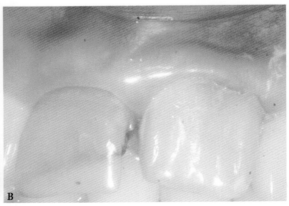

图 2-31 左上中切牙牙根外吸收
A. 术前牙片 B. 口内像

五、先前根管外科失败

先前传统、现代或是显微根管外科手术失败的患牙，通常需要再次行显微根管外科手术（图2-32）。

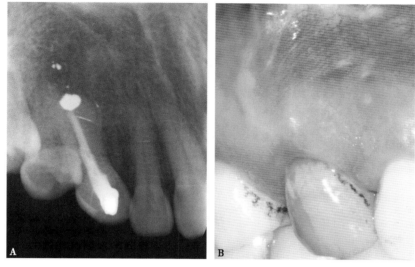

图2-32 右上尖牙传统根管外科手术失败
A. 术前牙片　B. 口内像

第二节　病例分类

牙周状况是影响根管外科手术预后的重要因素，并发重度牙周炎患牙手术成功率较低。因此，美国宾夕法尼亚大学牙科学院牙髓病科 Kim 教授根据患牙根尖周和牙周状况，将手术患牙分为以下六类，其中第五类、第六类患牙合并重度牙周炎，预后较差（图2-33，表2-1）。

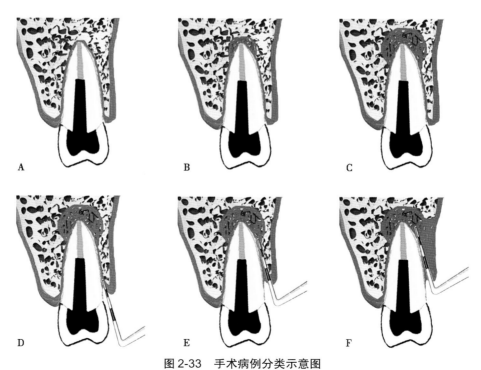

图2-33 手术病例分类示意图
A. 第一类　B. 第二类　C. 第三类　D. 第四类　E. 第五类　F. 第六类

表 2-1　病例分类比较

分类	根尖周状况	牙周状况	预后
第一类	良好，仅有症状	良好	好
第二类	较小病损	良好	好
第三类	较大病损	良好	好
第四类	较小或较大病损	有牙周袋，与根尖周病损无交通	良
第五类	较小或较大病损	牙周袋与根尖周病损交通	较差
第六类	较小或较大病损	唇颊侧骨板完全缺失	较差

一、第一类（图 2-34，图 2-35）

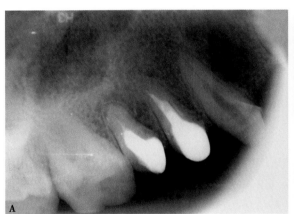
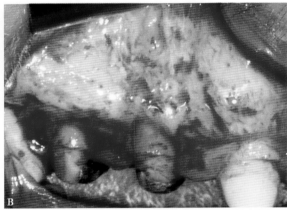

图 2-34　右上第一、第二前磨牙
A. 术前牙片　B. 翻瓣后

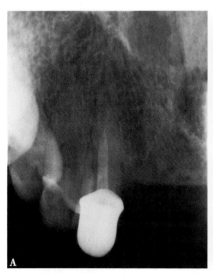
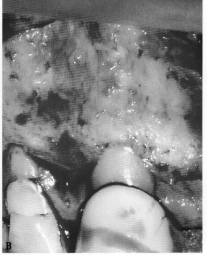

图 2-35　右上尖牙
A. 术前牙片　B. 翻瓣后

二、第二类（图 2-36）

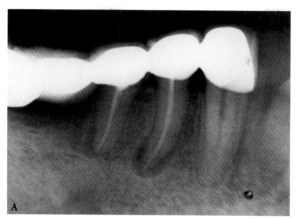

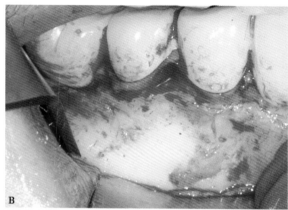

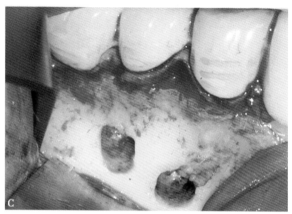

图 2-36　右下第一、第二前磨牙
A. 术前牙片　B. 翻瓣后见颊侧骨板完整　C. 去骨开窗、根尖切除后

三、第三类（图 2-37）

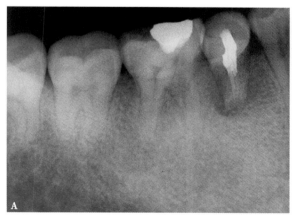

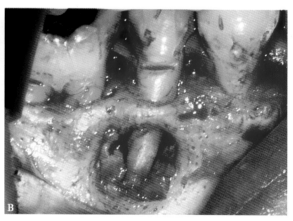

图 2-37　右下第二前磨牙
A. 术前牙片　B. 翻瓣根尖周刮治后

四、第四类（图 2-38）

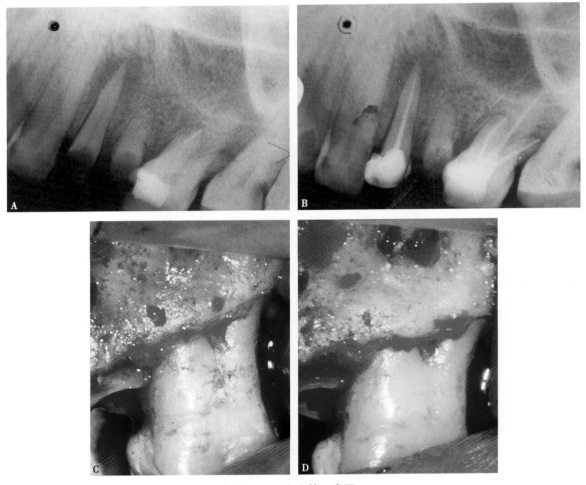

图 2-38 左上第一磨牙
A. 术前牙片　B. 根管治疗术后牙片　C. 翻瓣后　D. 去骨开窗、根尖切除后

五、第五类（图 2-39，图 2-40）

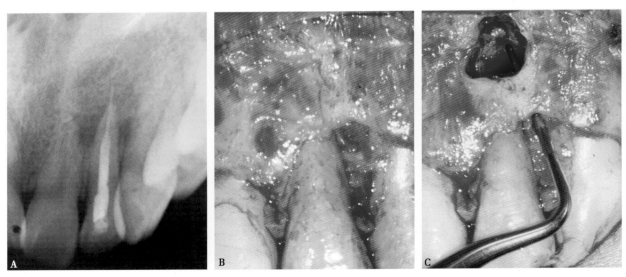

图 2-39 左上侧切牙
A. 术前牙片　B. 翻瓣后　C. 去骨开窗、根尖切除后

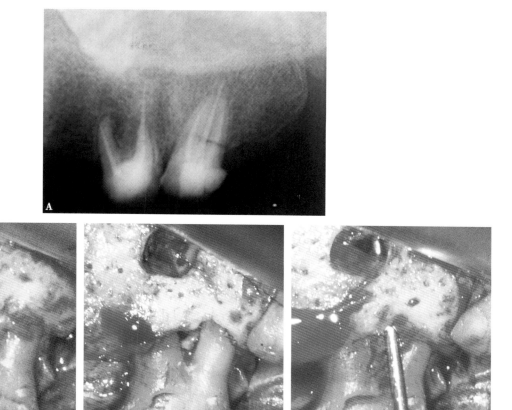

图 2-40　左上第一磨牙

A. 术前牙片　B. 翻瓣后　C. 去骨开窗、根尖切除后　D. 牙周袋与根尖周相通

六、第六类（图 2-41）

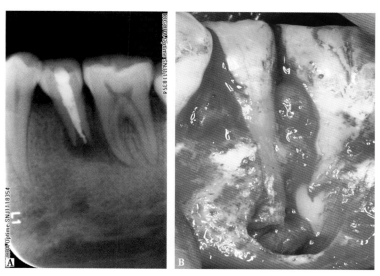

图 2-41　左下第二前磨牙

A. 术前牙片　B. 翻瓣后见颊侧骨板缺失

第三节 禁 忌 证

一、严重全身疾病

需要详细了解患者的系统病史。一般来说，对于患有严重全身性疾病的患者，如严重高血压、心肌梗死、未控制的糖尿病、未控制的出血性疾病、严重哮喘等，是禁忌根管外科手术的。

二、严重牙周病

重度牙周炎由于存在从牙周到根尖周的感染途径，预后差（图2-42）。

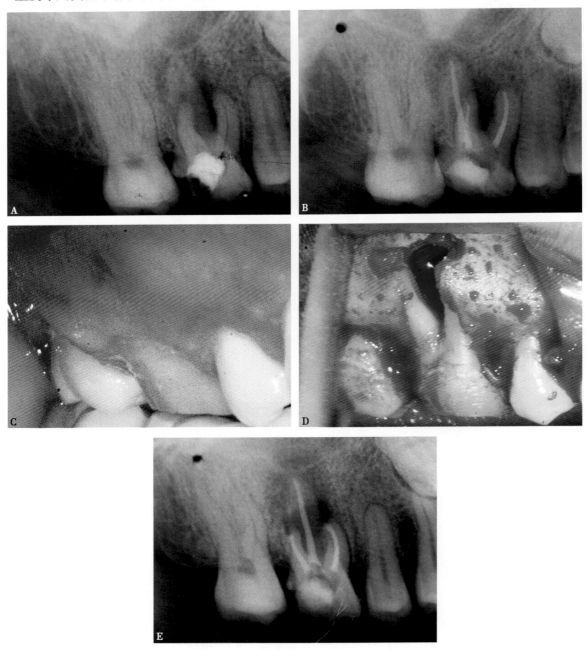

图 2-42 右上第一磨牙严重牙周病导致根尖外科手术失败

A. 术前牙片　B. 根管治疗术后即刻牙片　C. 口内像　D. 翻瓣后见颊侧骨板缺损、根分叉牙槽骨吸收

E. 近远颊根显微根尖外科手术后即刻牙片

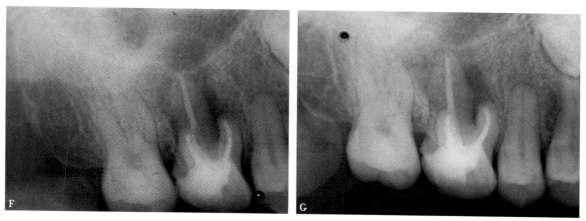

图2-42 右上第一磨牙严重牙周病导致根尖外科手术失败（续）
F. 术后3个月随访牙片　G. 术后24个月随访牙片

三、牙根短

当牙根较短时，根尖再切除3mm，冠根比例失调，牙根支持力不足，预后差。因此，牙根短的患牙不宜行根尖外科手术（图2-43）。

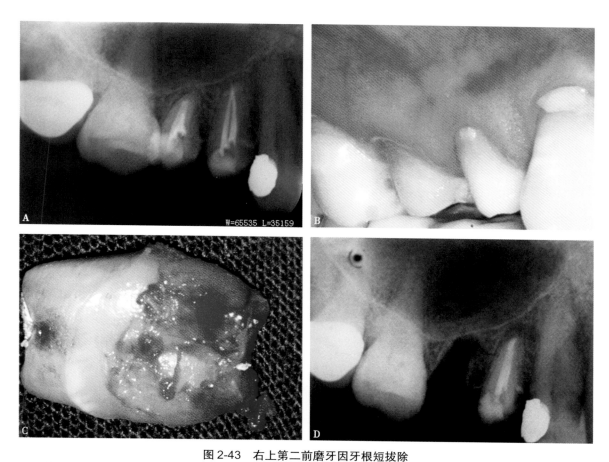

图2-43 右上第二前磨牙因牙根短拔除
A. 术前牙片　B. 口内像　C. 右上第二前磨牙因牙根短拔除　D. 右上第一前磨牙完成根尖外科手术后牙片

第三章

术前评估和给药

第一节　术前评估

一、患者全身状况

术前检查单包括项目：血常规、出凝血时间、感染四项（HBV、HCV、HIV 和梅毒）、血糖（图 3-1）。

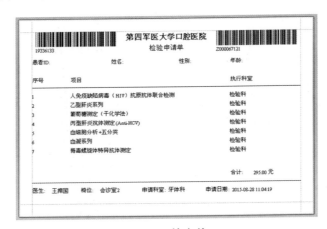

图 3-1　检查单

二、患牙状况

1. 牙体：有无龋坏，有则先行充填术
2. 牙髓：有无根管充填及其质量、根尖周有无窦道

当患牙未行根管充填或者根管充填不完善时，术前是否应该先完成 / 完善根管治疗呢？根据具体情况作相应处理：

（1）术前完成根管治疗

通常情况下，未行根管治疗患牙术前应完成根管治疗，否则会增加治疗步骤，降低疗效。

左上侧切牙根尖周囊肿拟行根尖外科手术，术前检查左上中切牙牙体情况良好，电活力（＋），未行根管治疗术；左上侧切牙和尖牙电活力（－），术前行根管治疗术。术中见其根尖完全位于囊肿之中，完成左上侧切牙和中切牙根尖外科手术，术后 1 周完成根管治疗术。此病例应该在术前完成左上中切牙根管治疗术（图 3-2）。

三根型左下第一磨牙因根管治疗后疾病行显微根尖外科手术，远舌根管未行充填。近中颊舌根管和远颊根管完成显微根尖外科手术，远舌根管因弯曲细小、距颊侧骨板较远，仅行根尖周刮治术。术后 3 个月随访，仍有窦道和叩痛，手术失败。去除部分冠方修复体，暴露远舌根管口，完成远舌根根管治疗术，术后 5 天症状消失，5 个月痊愈（图 3-3）。

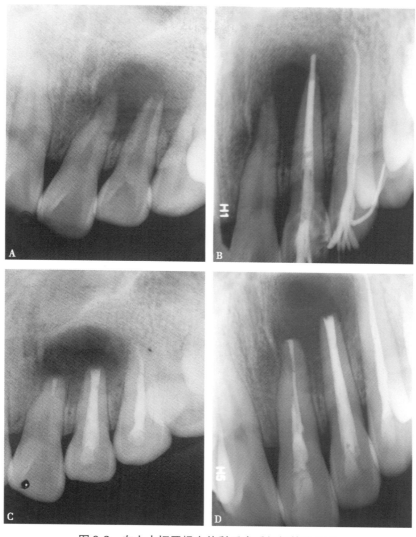

图 3-2 左上中切牙根尖外科手术后行根管治疗术

A. 术前牙片 B. 左上侧切牙、尖牙根管治疗术后 C. 左上中切牙、侧切牙行根尖外科手术
D. 术后 1 周左上中切牙完成根管治疗术

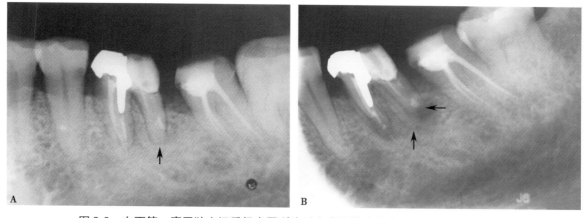

图 3-3 左下第一磨牙独立远舌根尖周刮治后完成根管治疗术(↑远舌根，←远颊根)

A. 术前牙片 B. 术后牙片，远舌根仅行根尖周刮治术

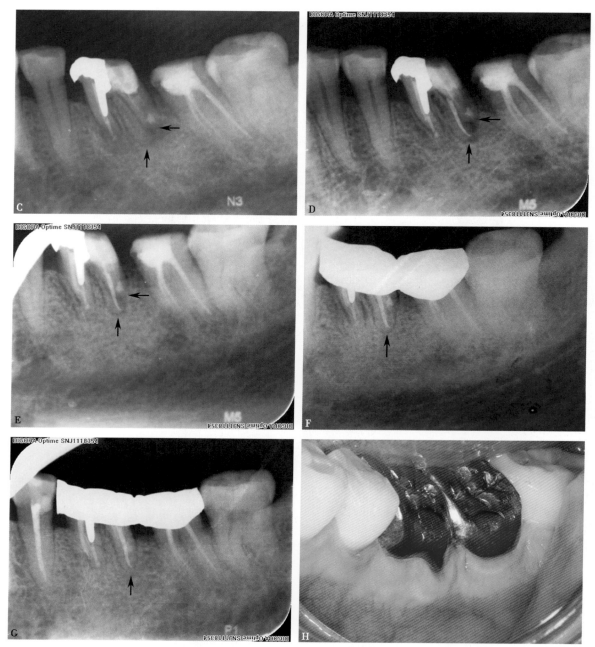

图 3-3　左下第一磨牙独立远舌根尖周刮治后完成根管治疗术（↑远舌根，←远颊根）（续）
C. 术后 3 个月牙片　D. 远舌根管完成根管治疗术　E. 根管治疗术后 1 个月随访牙片
F. 根管治疗术后 5 个月随访牙片　G. 根管治疗术后 10 个月随访牙片　H. 口内像

（2）术中同时完成根管治疗

对于牙根未发育完成、根折患牙，由于牙根较短而根管较粗大，可以在根尖外科手术的同时完成根管治疗术，注意需要将髓腔和根管系统彻底清理和充填，尽量避免留下间隙（图 3-4，图 3-5）。

（3）术前无法完成根管治疗

因解剖学、修复体等原因术前无法完成根管治疗的患牙，在根尖外科手术的同时完成根管治疗术，注意需要将根管系统彻底清理和充填，尽量避免留下间隙（图 3-6）。

（4）拒绝术前完成根管治疗

有患者拒绝在良好修复体的咬合面或舌窝处开髓行根管（再）治疗。可以在根尖外科手术的同时完成根管治疗术，注意尽量将髓腔和根管系统彻底清理和充填，避免留下间隙，否则可能影响疗效（图 3-7）。

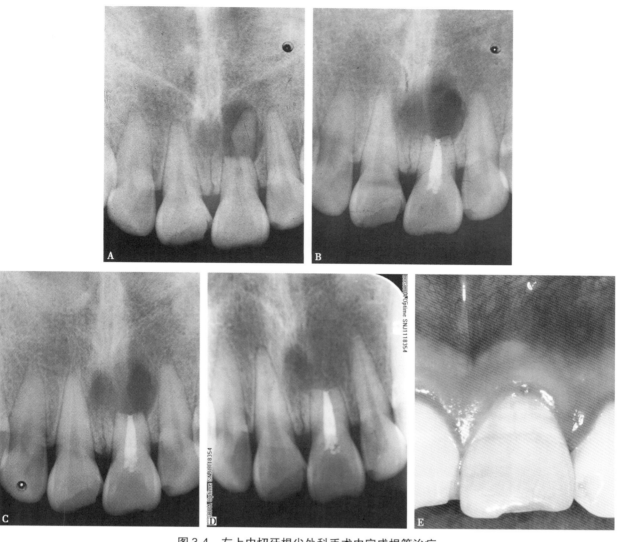

图 3-4 左上中切牙根尖外科手术中完成根管治疗

A. 术前牙片 B. 根尖外科手术后即刻牙片 C. 术后 2 个月随访牙片 D. 术后 18 个月随访牙片 E. 口内像

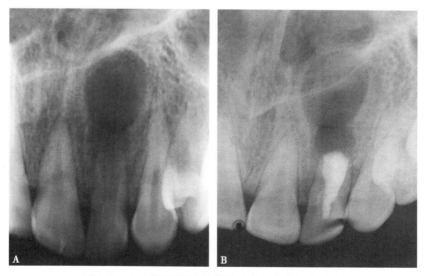

图 3-5 左上侧切牙根尖外科手术中完成根管治疗

A. 术前牙片 B. 根尖外科手术后即刻牙片

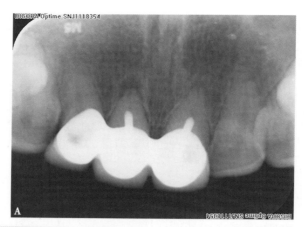

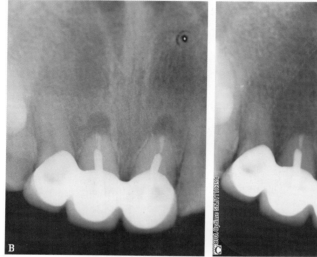

图 3-6 上颌中切牙因粗大根管桩术前不能完成根管治疗
A. 术前牙片　B. 根尖外科手术后即刻牙片　C. 术后 12 个月随访牙片

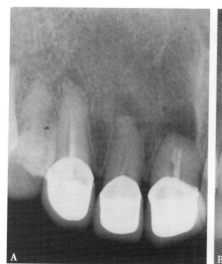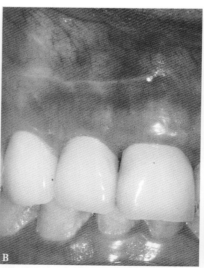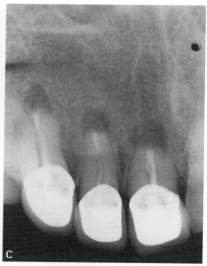

图 3-7 右上中切牙、侧切牙和尖牙因修复体原因拒绝术前完成根管治疗
A. 术前牙片　B. 口内像示修复体良好　C. 根尖外科手术后即刻牙片

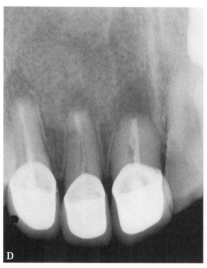
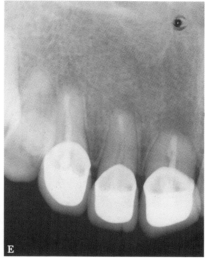
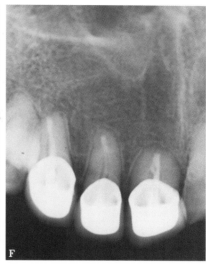

图 3-7 右上中切牙、侧切牙和尖牙因修复体原因拒绝术前完成根管治疗（续）

D. 术后 2 个月随访　E. 术后 3 个月随访牙片　F. 术后 19 个月随访牙片示根尖周痊愈

3. 牙周：明确牙周状况，进行临床分类，评估预后

4. 黏膜：明确前庭沟深度、口裂宽度，评估后牙手术难度

三、邻近结构

术者对手术区的解剖必须非常熟悉。要注意上颌窦、颏孔、下颌管、鼻底以及腭部大血管等结构的位置，避免血管、神经损伤以及上颌窦穿孔等并发症的发生。

1. 上颌窦

上颌窦与上颌后牙关系密切，特别是第一磨牙和第二前磨牙。因此，上颌后牙根尖外科手术常规需要拍摄 CBCT，明确根尖、根管外异物与上颌窦底的关系、上颌窦底是否完整、上颌窦是否有炎症等，以确定治疗计划，避免上颌窦穿孔（图 3-8，图 3-9）。

2. 下颌管和颏孔

下牙槽神经和血管在下颌管内走行，分支后出颏孔为颏神经和血管。颏孔通常位于第一、第二前磨牙根方。下颌后牙根尖外科手术术前必须拍摄 CBCT，明确根尖、根管外异物与下颌管、颏孔间关系，避免损伤血管、神经（图 3-10，图 3-11）。

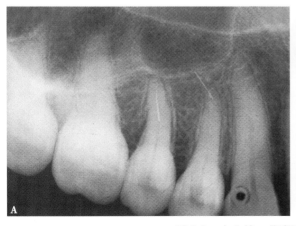
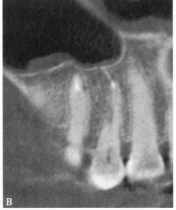
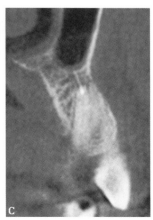

图 3-8 右上第一前磨牙根管内外分离器械，近上颌窦

A. 牙片　B. CBCT 冠状面　C. CBCT 矢状面

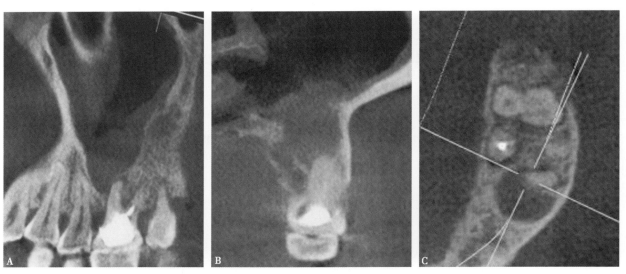

图 3-9 左侧上颌窦炎，窦底与左上第一磨牙根尖相通
A. CBCT 冠状面　B. CBCT 矢状面　C. CBCT 水平面

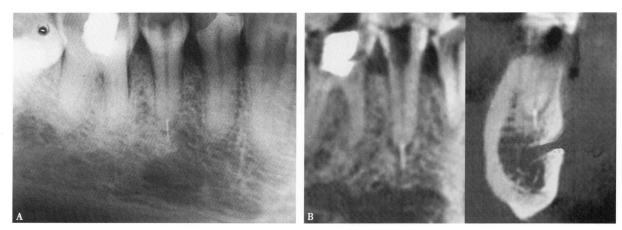

图 3-10 右下第二前磨牙根管内外分离器械，近颏孔
A. 术前牙片　B. CBCT

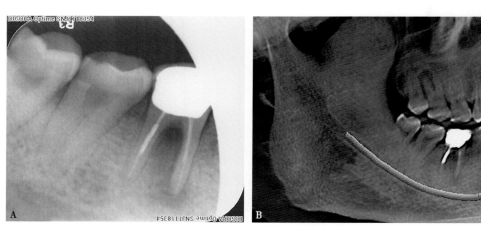

图 3-11 CBCT 标记下颌管，近后牙根尖
A. 术前牙片　B. CBCT 曲面体层（部分）

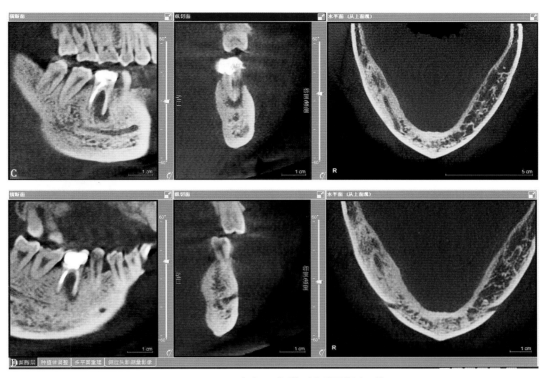

图 3-11 CBCT 标记下颌管，近后牙根尖（续）
C. CBCT，示下颌第一磨牙与下颌管关系 D. CBCT，示颏孔

3. 副颏神经

偶见邻近颏孔的副颏孔（发生率＜5%），通常位于颏孔同一水平或在其根方，也出现于颏孔冠方（图 3-12）。副颏孔有副颏神经出牙槽骨，在手术中需要在显微镜下仔细鉴别，不要损伤副颏神经，避免同侧下唇部局部感觉异常。

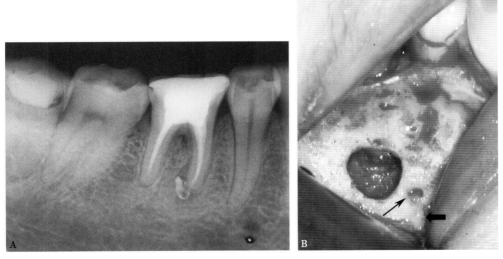

图 3-12 右下第一磨牙根尖外科手术见副颏神经
A. 牙片 B. 翻瓣后
（→副颏孔，◀副颏神经，⇦颏孔）

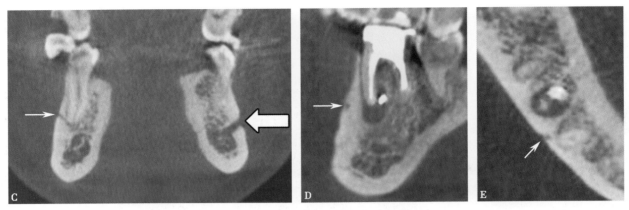

图 3-12 右下第一磨牙根尖外科手术见副颏神经（续）
C. CBCT 矢状面　D. CBCT 冠状面　E. CBCT 水平面
（→副颏孔，➡副颏神经，⇦颏孔）

4. 下颌正中管

下颌管在分支出颏孔后，继续在下颌骨内前行，形成下颌正中管，达下颌骨颏部。下颌正中管通常距离下颌牙根尖较远，位于根尖外科手术去骨开窗范围外（图 3-13）。

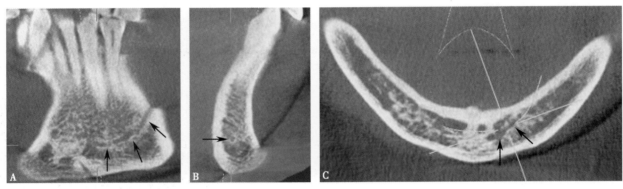

图 3-13 下颌正中管
A. CBCT 冠状面　B. CBCT 矢状面　C. CBCT 水平面

5. 下颌舌侧管

下颌舌侧管含有舌动脉、舌静脉和舌神经的分支、下颌舌骨肌神经的分支以及舌下或颏下动静脉的分支，位于颏部下颌骨下缘，距离下颌前牙根尖很远，位于根尖外科手术去骨开窗范围外（图 3-14）。

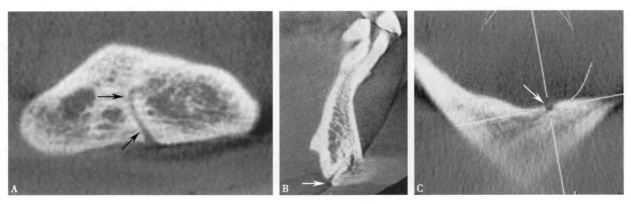

图 3-14 下颌舌侧管
A. CBCT 冠状面　B. CBCT 矢状面　C. CBCT 水平面

6. 鼻腭管

鼻腭管内有鼻腭神经和血管走行,向前下出切牙孔。少数情况下,上颌中切牙根尖距离鼻腭管很近,术中应避免损伤(图3-15)。

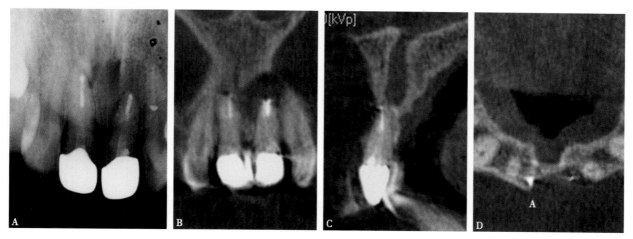

图3-15　鼻腭管邻近右上中切牙根尖
A. 牙片　B. CBCT 冠状面　C. CBCT 矢状面　D. CBCT 水平面

7. 翼腭管

翼腭管内有腭大神经和血管走行,向下出腭大孔。在上颌磨牙腭根手术时,应避免损伤(图3-16)。

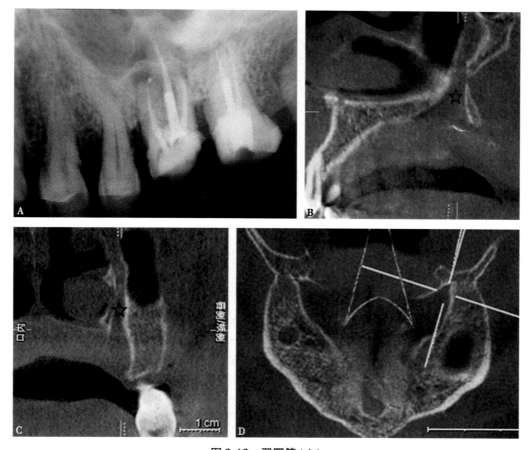

图3-16　翼腭管(☆)
A. 牙片　B. CBCT 冠状面　C. CBCT 矢状面　D. CBCT 水平面

8. 种植体

当患牙牙根邻近种植体时，根尖外科手术时应避免损伤种植体，尽量保存种植体周围牙槽骨（图3-17）。

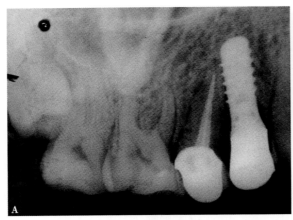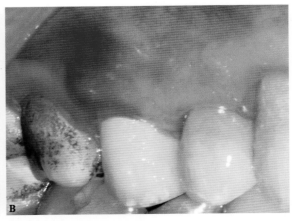

图3-17 右上第二前磨牙根尖邻近第一前磨牙种植体
A. 术前牙片 B. 口内像

第二节 术 前 给 药

一、全身疾病

糖尿病患者术前预防性服用抗生素。

心血管疾病患者应在心脏内科医师指导下术前停用阿司匹林、波立维等抗凝药一周；也有学者认为患者出凝血时间在正常范围时，可以不停抗凝药。术中进行心电监护。

对于牙科畏惧症或是高度紧张的患者，术前口服镇静剂安定5～10mg，或者肌注镇静剂咪达唑仑2～3mg（0.01～0.05mg/kg），或者采用咪达唑仑静脉清醒镇静技术（采用静脉滴定法，成人首次1mg，根据镇静情况每2～3分钟追加1mg，逐渐达到中等镇静的程度，最大剂量不超过15mg）。

二、常规术前给药

术前一天、当日早晨以及术前使用洗必泰漱口液含漱，尽量减少口腔内细菌数量。

术前半小时口服非甾体类消炎止痛药（NSAIDS），如布洛芬、洛索洛芬钠等，可有效止痛和预防术后肿胀。

附：知情同意书

显微根管外科手术知情同意书

显微根管外科就是在手术显微镜下，采用超声工作尖和显微器械等进行的治疗牙髓病、根尖周病的外科手术。其适应证包括根管治疗术失败、因解剖或修复体原因不能进行根管治疗术、根管治疗术并发症等。与传统的根管外科相比，显微根管外科具有明显优越性：治疗牙位全，操作精确、创伤小，并发症少，成功率高。其操作步骤通常包括（图 3-18）：

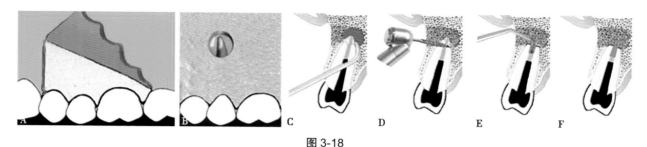

图 3-18

A. 切开翻瓣　B. 去骨开窗　C. 根尖周刮治　D. 根尖切除　E. 根管逆行预备　F. 逆行充填

显微根管外科治疗的是复杂、困难的临床病例，许多情况下是保留患牙的最后方法，不仅需要良好的技术，也需要先进的设备、器械和材料。作为医务人员，我们会尽一切努力诊治您的病痛。但是，由于目前的医疗技术和条件的局限性，治疗过程可能出现一些无法避免的机体反应和手术并发症。所以，在治疗过程中和术后，您需要了解和注意以下问题：

1. 局部麻醉：术中需要局部麻醉，必要时行镇静，注意事项参见《牙体牙髓病治疗知情同意书》；

2. 根裂：翻瓣术后若发现患牙出现根裂（牙根纵裂），则必须拔除此牙根或整个牙齿，因为现有口腔医学尚不能治疗根裂；

3. 并发症：上颌后牙根尖距离上颌窦很近，可能发生上颌窦穿孔；下颌后牙距离下牙槽神经、血管和颏神经、血管很近，可能发生神经和血管损伤，导致出血、暂时性甚至永久性下唇麻木；

4. 并发症：术后可能出现牙龈瘢痕、肿胀、疼痛、出血、感染等并发症，根据具体情况进行相应处理，参见《显微根管外科术后注意事项》；术后牙龈可能退缩，影响全冠等修复体美观；

5. 失败可能性：显微根管外科手术的成功率约为 90%，需要定期复诊（术后 6 个月、1 年、2 年）。若治疗失败，患牙根据具体情况需要行手术再治疗或拔除，您仍需要承担治疗过程中产生的费用。

我已完全知晓自己所患牙病为_____，我完全接受医师提出的治疗方案。我完全信任并授权医师为我采用的治疗方案并承担治疗风险，保证按照要求配合治疗，按规定支付费用。我同意将我的病历资料和牙片等用于非商业意图的临床以及教学研究和学术交流。

患者签字：　　　　　　　　　　　　　　　　　　　医师签字：

法定监护人签字：　　　　　　　与患者关系：　　　　　日期：

第四章

设备、器械和材料

第一节　手术显微镜

　　手术显微镜可以为医师提供明亮、细节清晰的操作视野，引入口腔治疗领域后，传统的根管外科得以发展为显微根管外科，使更多的牙齿得以保存。本节将从牙科显微镜的系统组成、开展显微根尖手术对显微镜的要求及常见显微镜品牌予以介绍。

牙科显微镜的系统组成

1. 光学系统

　　牙科显微镜的光学结构如图 4-1，主要包括目镜、物镜、放大倍数调节器和光源。目镜一般为 10× 或 12.5×，通常带有一定的屈光调节范围（图 4-2）。物镜一般分为三类，分别为：定焦物镜，多为低端显微镜采用，焦距固定为 200 或 250mm，只有很小的焦平面调节能力；"大物距"物镜，以 ZUMAX 显微镜为例，焦距在 190～300mm 可变，具有较好的焦平面调节能力；连续变焦物镜，以 ZEISS 的 OPMI®Proergo 以及 LEICA 的 M525 F40 为代表，焦距分别在 200～415mm 或 100～400mm 可变，具有最佳的焦平面调节能力（图 4-3）。

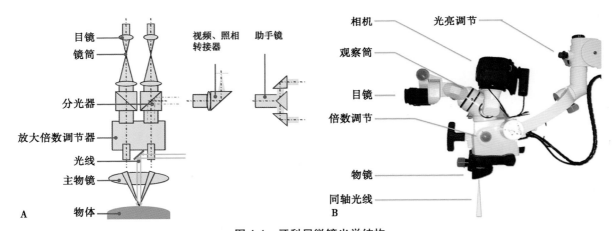

图 4-1　牙科显微镜光学结构

A. 光学结构示意图　B. 牙科显微镜概览

　　放大倍数调节器分为分级变倍和连续变倍两类（图 4-4）。对于前者，大部分品牌显微镜显示的是该调节器的放大倍率，LEICA 显微镜在旋钮上显示显微镜整体的放大倍率，两者转换的计算方法如下。高端显微镜具备连续变倍能力，并将变焦及调焦按钮集成在手柄上（红圈内所示），方便操作。

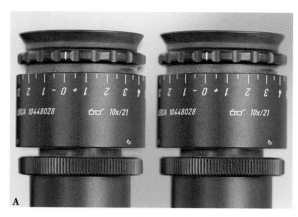 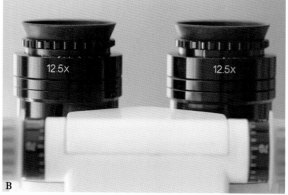

图 4-2 目镜
A. 10× 目镜　B. 12.5× 目镜

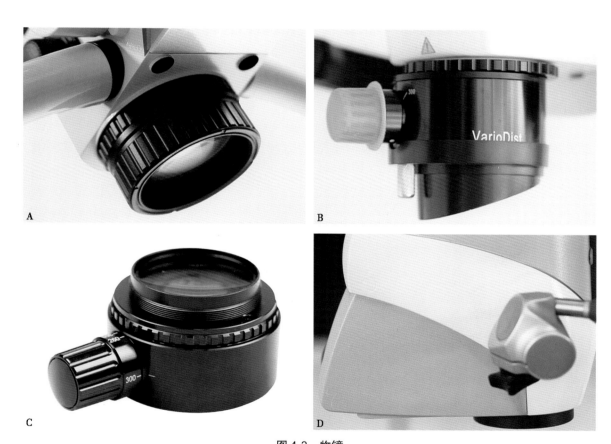

图 4-3 物镜
A. 定焦物镜　B. 大物距物镜　C. 大物距物镜特写　D. 连续变焦物镜

　　整体放大率＝目镜放大倍数×调节器放大倍率×（目镜焦距÷物镜焦距），以 ZEISS OPMI®PICO 为例，其目镜焦距为 170mm，放大率 12.5×，物镜焦距 250mm，调节器放大率为 2.5×，依照公式计算总体放大率＝12.5×2.5×（170÷250）＝21.25 倍（表 4-1）。

表 4-1　放大倍数一览表（以 ZEISS OPMI®PICO 为例）

调节器放大率	0.4×	0.6×	1×	1.6×	2.5×
整体放大率	3.4×	5.1×	8.5×	13.6×	21.25×

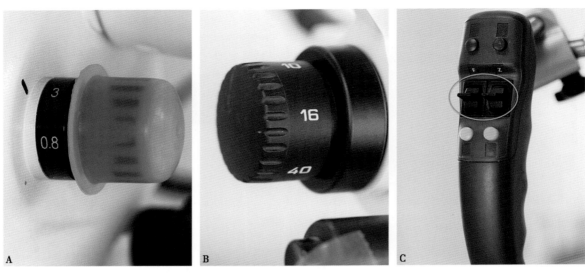

图 4-4 放大倍数调节器
A. 分级变倍　B. 分级变倍　C. 连续变倍

常见光源有三种：氙灯光源、卤素灯光源和 LED 光源。氙灯光亮度高，光线较为刺眼；卤素灯光线柔和，但寿命短，需经常更换；LED 光源使用寿命长，亮度高。为了适应不同的应用环境，显微镜还配置了滤光片，橙色滤光片可以防止树脂材料的提前固化，绿色滤光片可以加强血管和组织的对比度，细小的组织结构也清晰可辨，便于手术治疗（图 4-5）。

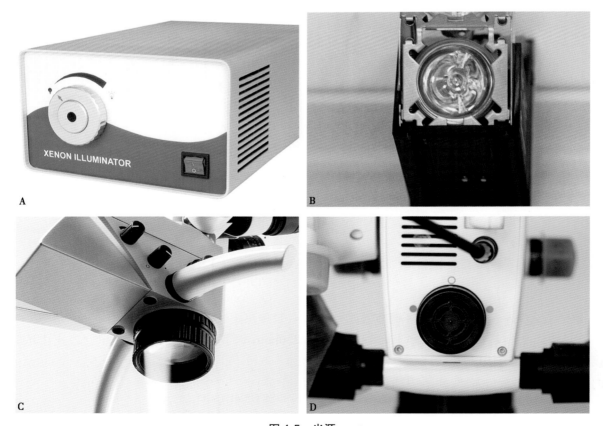

图 4-5 光源
A. 氙灯光源　B. 卤素灯光源　C. LED 光源　D. 滤光片

2. 机械系统

悬挂系统可分为轮式、悬吊式、壁式、中心柱式。轮式便于在不同椅位之间移动；悬吊式节省地面空间；中心柱式便于在手术室狭小的空间内集成诸如X线、显示器等各种仪器，并收纳各种线缆（图4-6）。

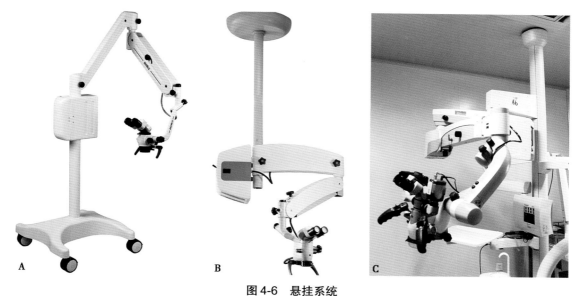

图4-6 悬挂系统
A. 轮式 B. 悬吊式 C. 中心柱式

锁止系统包括机械锁止和电子锁止（图4-7）。前者通过旋钮手动锁止悬挂系统，而后者通过电磁装置锁定机械系统，通常其开关集成在手柄，如图中绿色按钮，可一键锁定显微镜位置。

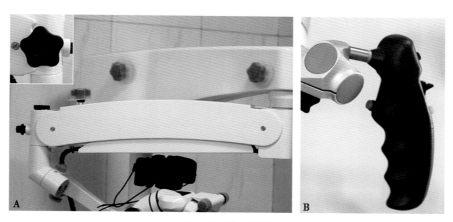

图4-7 锁止系统
A. 机械锁止 B. 电子锁止

3. 附加系统

牙科显微镜可以附加图像和视频采集系统。为了便于病例收集，显微镜可以连接照相机，又可以通过视频线，导出到视频采集平台，通过软件进行专业编辑；为了防止抖动，可使用无线快门系统；同时可通过视频无线传输系统，实现视频图像无线传输，尤其适于开展现场教学及远程会诊（图4-8）。还可以附加助手镜和显示器，既方便助手观察手术操作以利于配合，又可用于教学（图4-9）。

4. 常见品牌

常见牙科显微镜品牌有 ZEISS、Leica、Global 和 Zumax，其中 ZEISS、Leica、Global 为进口品牌，Zumax 为国产品牌。

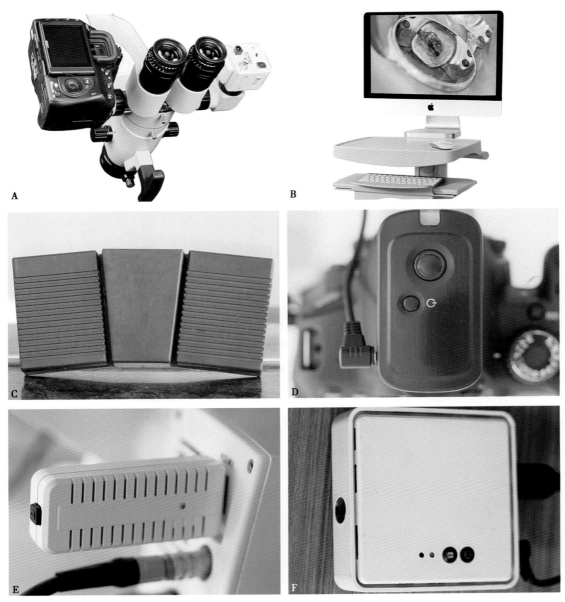

图 4-8 图像和（或）视频采集系统

A. 显微镜连接照相机和摄像机　B. 视频采集平台　C. 脚踏式无线快门发射器
D. 无线快门接收器　E. 视频无线传输系统发射器　F. 视频无线传输系统接收器

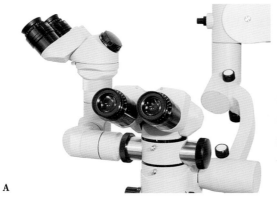
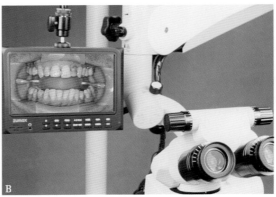

图 4-9 助手镜和显示器

A. 助手镜　B. 显示器

5. 开展显微根管外科手术对牙科显微镜的最佳要求

（1）具有电子锁功能，能一键锁定，术中单手即可完成调节；

（2）具有连续变倍及对焦功能，方便术中调节；

（3）物镜具有可变焦距，以适应不同位置的牙齿治疗；

（4）具有图像、视频采集功能，便于资料保存、医患沟通、教学、学术交流等；

（5）推荐网络视频共享，方便远程会诊交流；

（6）机械系统推荐中心柱悬挂系统。

（姜　永　王捍国）

第二节　手术器械和超声工作尖

一、检查器械

检查器械包括口镜、DG-16 牙髓探针、牙周探针和显微探针。前三者是牙髓治疗的常用器械，其中牙周探针用来探查牙周袋深度，在瓣膜切口设计时，可用来定位水平切口的位置。显微探针是显微根管外科专用探针，尖端长 2mm，两端分别为 90° 和 130°。其短小的末端便于在骨窗内操作，能在截根面上精确定位根管充填（微）渗漏，还可以探查折裂线及根管峡部（图 4-10）。

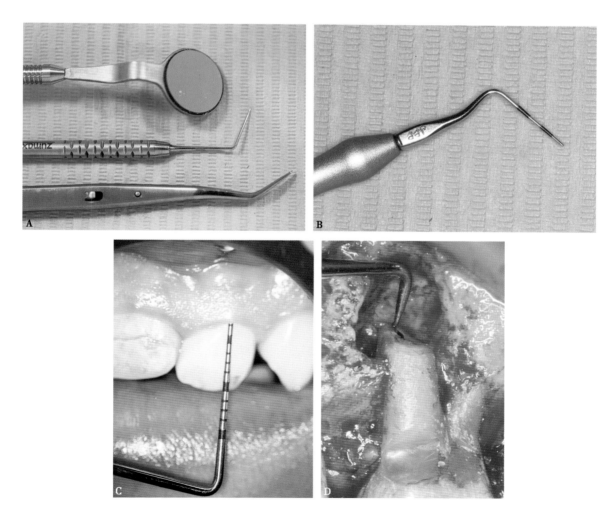

图 4-10　检查器械

A. 口镜、牙髓探针和带锁镊　B. 牙周探针　C. 牙周探针检查牙周附着情况　D. 显微探针探查牙根裂隙

二、组织牵拉器械

组织牵引器械（拉钩）主要有以下作用：牵开口唇及牙龈黏膜组织，充分暴露术区；隔挡口唇等软组织，防止损伤；隔挡保护重要的神经、血管（如颏神经），防止意外损伤。

显微根管外科中常用两种拉钩，塑料拉钩与金属专用拉钩。塑料拉钩主要在翻瓣前和／或缝合时使用，用于术区检查、牙龈切开以及缝合时的软组织牵拉。翻瓣完成后，需要使用金属专用拉钩。与传统的口腔内手术拉钩类似，金属专用拉钩均由手柄、颈部以及头部组成。但根据显微根管外科手术的需求，在细节上做了改良：颈部通常较长，以保证术者有充足的操作空间；头部按照骨面的凹凸形态设计，保证拉钩与骨面最大限度的接触；头部末端为锯齿状，使拉钩安全的锚定在骨面上，减少了其突然滑脱造成软组织损伤、肿胀、愈合疼痛等问题的可能性（图4-11）。

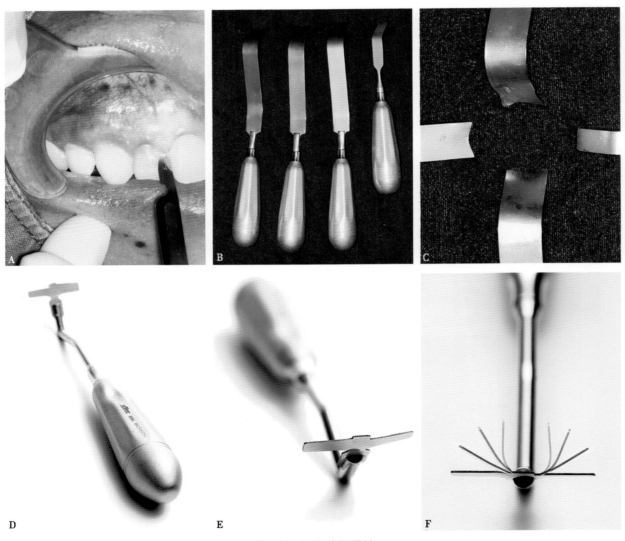

图4-11 组织牵拉器械

A. 塑料口角拉钩　　B. KP拉钩　　C. KP拉钩头部　　D. JETrac拉钩　　E. JETrac拉钩头部　　F. JETrac拉钩头部可弯曲

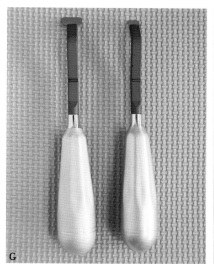
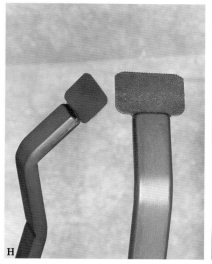
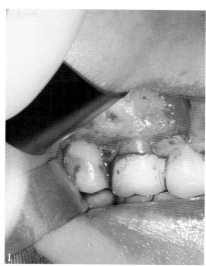

图4-11 组织牵拉器械（续）
G. 新型拉钩 H. 新型拉钩头部 I. 拉钩临床应用，暴露术区

三、切开和剥离器械

包括刀片、刀柄和骨膜剥离器。根管显微外科中使用的手术刀片，需要既能用在邻间隙龈乳头，又可以一次完成垂直松弛切口。15号刀片能胜任绝大多数的情况，但当邻间隙过于狭窄时，也可能需要用到15C或微型刀片。骨膜剥离器两头分别为锐利的三角形和圆形，有大小不同型号。与普通剥离器相比，使用该器械剥离牙龈和软组织，可把对软组织产生的伤害减至最小且剥离得更完整更干净（图4-12）。

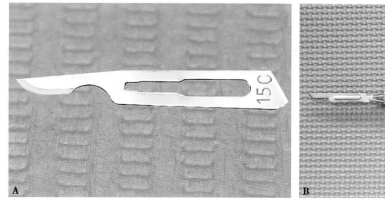
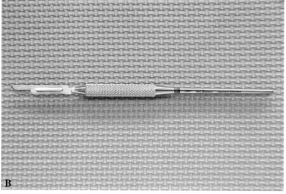

图4-12 切开与剥离器械
A. 15C刀片 B. 刀片和刀柄

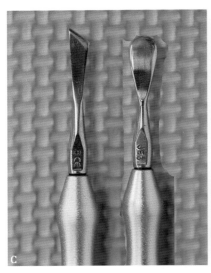
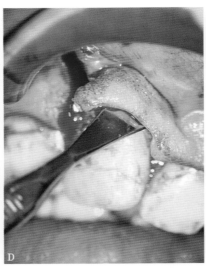
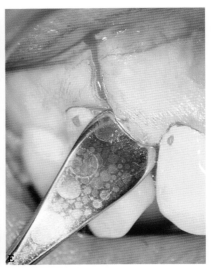

图 4-12　切开与剥离器械（续）
C. 骨膜剥离器　D. 使用三角形骨膜剥离器　E. 使用圆形骨膜剥离器

四、去骨和根切器械

高速手机被用来在术中去骨形成骨窗，并切除根尖。由于操作空间的限制，仰角手机更适合操作。仰角手机机头与机身呈 135° 角，能够在普通手机不容易到达的部位操作。此外，考虑到高速手机易形成气溶胶，造成诊室污染，且水 - 气直接喷射至术区，易造成术区气肿及术区感染，影响治疗效果，因此最好使用水 - 气分离的手机。由于牙根均位于骨内，尤其是下颌后牙区，颊侧骨板较厚，去骨及根切时需使用较长的裂钻，目前使用较多的是 Lindemann H161 去骨钻，它较普通裂钻更长，且凹槽较普通钻头少，可以到达位置较深的牙根，并减少摩擦生热和碎屑黏着，提高工作效率（图 4-13）。

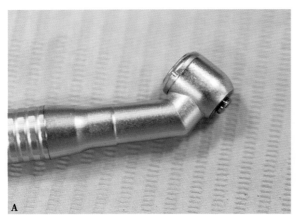
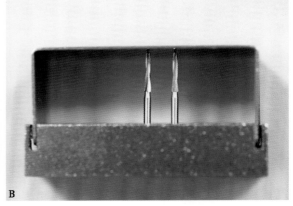

图 4-13　去骨和根切器械
A. 仰角高速手机　B. Lindemann H161 去骨钻

五、刮治器械

刮治器械主要用于刮除根尖的肉芽组织以及囊肿，也可用来刮除牙根表面的牙周膜及感染牙骨质。几乎所有的牙周刮治器都可以在显微根尖外科手术中使用。可以根据骨窗的大小、需刮除组织的性状、以及刮治的部位选择不同形态和弯曲方向的刮治器。如刮除大块肉芽组织时需要较大的勺状刮治器，牙周膜和牙根舌腭侧壁的刮治需要较小较窄的刮治器（图 4-14）。

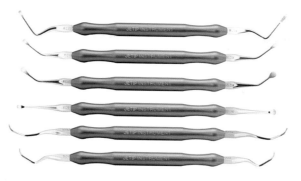

A

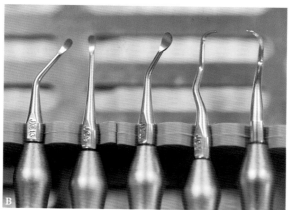

B

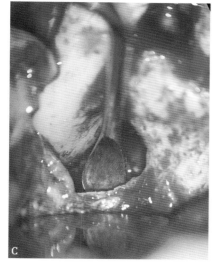

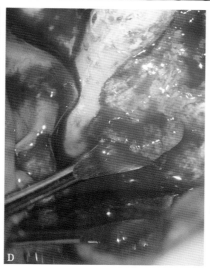

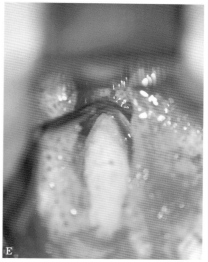

图 4-14　刮治器械

A. 刮治器　B. 刮治器工作端　C. 大号勺状刮治器　D. 中号刮治器　E. 根面刮治器

六、显微观察器械

现代显微根管外科与传统根管外科的一个重要区别就在于对根切后的牙根断面进行染色观察。通过染色及显微口镜的观察，发现根管治疗术失败原因，确保彻底的根管逆行预备以及峡部的清理。显微口镜的镜面有普通镜面及蓝宝石镜面，有多种形状，以圆形和长方形最为常用。显微口镜的另一个重要特点是颈部有弹性，术中可以弯曲调整，以反射完整的根面影像（图 4-15）。

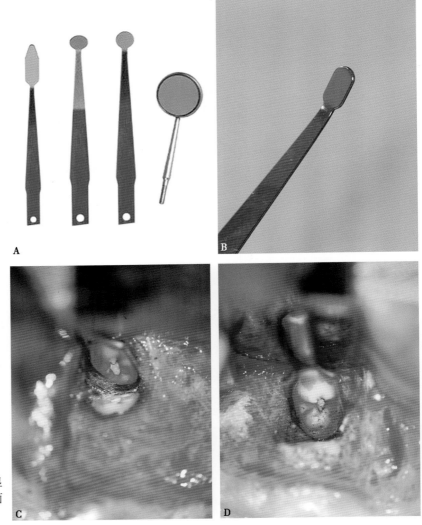

图4-15 显微观察器械
A. 显微口镜与常规口镜比较 B. 显
微口镜 C. 显微口镜观察牙根截断面
D. 弯曲显微口镜颈部,观察完整断面

七、根管逆行预备器械

在显微根管外科手术中,使用超声工作尖来完成根管逆行预备。有多种不同设计的商业化超声工作尖(图4-16)。目前多使用新一代超声尖 JETip,尖端表面采用了微突起的设计,相比先前的金刚砂超声尖,JETip 切割效率更高,且使用寿命更长。JETip 尖端还可以根据不同牙位、角度以及预备长度的需求由使用者个性化预弯,满足特殊病例的治疗需求(图4-17)。

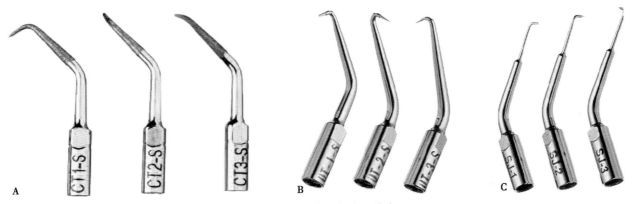

图4-16 各种类型超声工作尖
A. CT 工作尖 B. UT 工作尖 C. SJ 工作尖

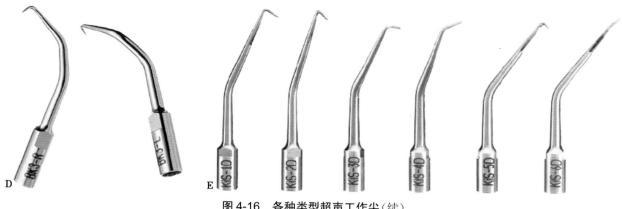

图 4-16 各种类型超声工作尖（续）

D. BK-3 工作尖 E. KiS 工作尖

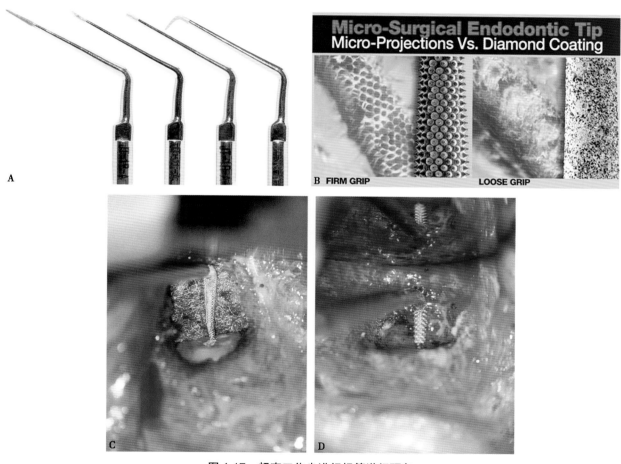

图 4-17 超声工作尖进行根管逆行预备

A. JETip 超声工作尖 B. 微突起设计 C. 根管逆行预备前 D. 预备中

八、根管逆行充填器械

根管逆行充填器械用来将根尖封闭材料充填至预备完成的根尖部根管，主要包括输送器和充填器两种。输送器两端均为 1mm 宽的刃状平面，其中一只刃与手柄成 45°，另一只刃与手柄在一条直线上。显微充填器末端长 3mm，直径为 0.2～0.5mm，其中两只的末端分别与手柄成 90° 和 65°，另两只末端分别向左右倾斜 65°，用于左右磨牙（图 4-18）。

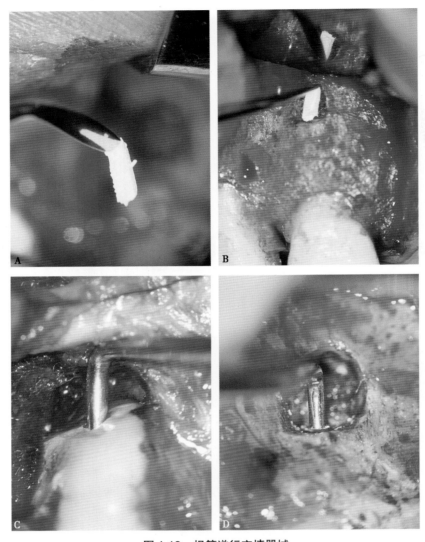

图 4-18　根管逆行充填器械
A. 输送器　B. 输送器输送材料至根管末端　C. 微型充填器(右)充填根尖封闭材料
D. 微型充填器(左)充填根尖封闭材料

九、缝合器械

为适应口腔内较狭窄的操作空间，缝合时推荐使用显微镊、显微剪刀和显微针持(图 4-19)。显微针持能帮助医师轻松完成精细困难的缝合。

现在已不推荐使用 4-0 编织缝合线，因其容易堆积菌斑和食物残屑而导致缝合区的继发感染。应用 5-0 或 6-0 的单股尼龙或聚丙烯缝合线，缝针推荐使用断面为三角形的皮针，曲率为 1/2 或者 3/8，容易穿透组织。

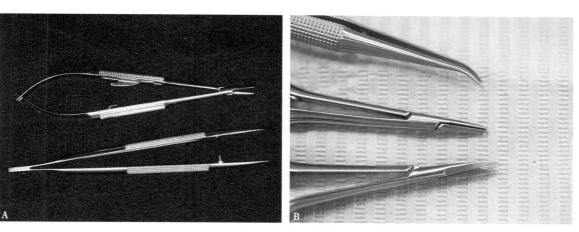

图4-19 缝合器械
A. 显微针持和显微镊 B. 工作端

十、其他器械

Stropko 显微三用枪的末端直径 0.5mm，可以安装在普通三用枪上，能够轻松高效地干燥逆行预备后根管，弥补传统用纸捻干燥法费时且不能彻底干燥的缺点。若无，可以使用一次性三用枪头组合流动树脂注射头替代（图4-20）。

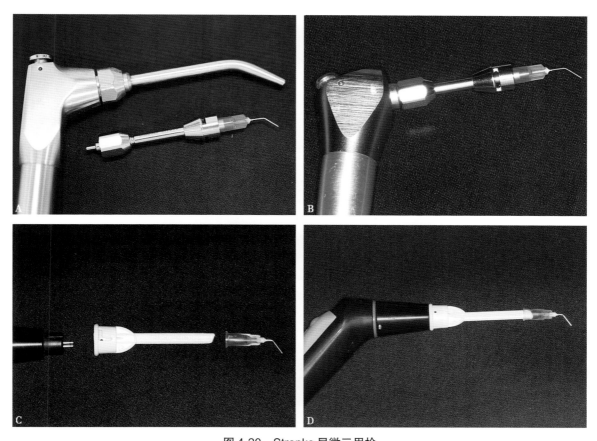

图4-20 Stropko 显微三用枪
A. Stropko 显微三用枪 B. 安装完成 C. 一次性三用枪头和流动树脂注射头 D. 安装完成

术中可以使用超声骨刀在骨面形成凹槽，放置牵引器，防止牵引器在光滑的骨面上滑脱，同时也可以用来保护重要的神经血管组织（图4-21）。

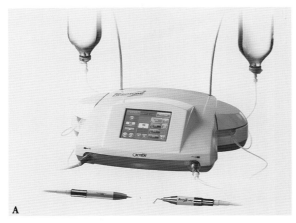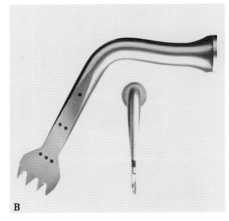

图4-21 超声骨刀

A. 超声工作仪 B. 超声骨刀

（王 疆 王捍国）

第三节 根管逆行充填材料

根管逆行充填的目的是提供严密的、具有生物学相容性的根管封闭，以防止根管内的刺激物通过微渗漏到达根尖周组织。因此，理想的逆行充填材料应具有如下性能：能够长期严密地封闭根管末端；生物相容性好，对根尖周组织无刺激；对牙体、根尖周组织不着色；能诱导成纤维细胞分化为成牙骨质细胞，使根尖形成牙骨质修复，并在根面形成牙周膜；可黏附或粘接牙体组织；具有空间稳定性；不被机体组织吸收；具有电化学惰性，耐湿，不生锈；具有杀菌或抑菌作用；易于操作，结固迅速；X线阻射。

一、银汞合金

传统根管外科使用银汞合金进行逆行充填根管（图4-22）。银汞合金缺点较多：与洞壁密合性不好，易发生渗漏；长期处在湿润的环境中，体积会膨胀，可能导致根裂；组织相容性也比较差，而且无牙骨质诱导作用；无黏附性，对洞的固位形要求较高；不易操作，碎屑可以使邻近软组织着色，导致色素沉着（参见图1-24，图1-25，图1-27）。银汞合金因其疗效差已不再使用。

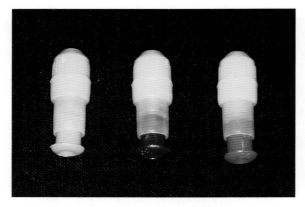

图4-22 银汞合金胶囊

二、氧化锌丁香油水门汀类

IRM（Intermediate Restorative Material）是在干粉中添加了20%聚丙烯酸甲酯的加强型氧化锌丁香油水门汀，用作基底、暂封材料，也可修复乳牙。曾经用作逆行充填材料，因其封闭性能和强度不佳，目前已不再使用（图 4-23A）。而 SuperEBA 是在调拌时加入苯乙酸的改良型氧化锌丁香油水门汀，增加了强度，缩短了结固时间，即使在潮湿环境下也可与牙本质紧密粘接，因此，在临床应用 MTA 前，SuperEBA 普遍应用于根管逆行充填（4-23B）。

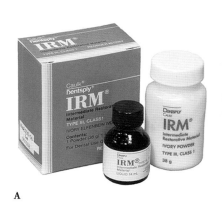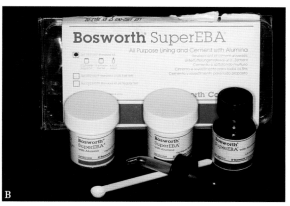

图 4-23 氧化锌丁香油水门汀类
A. IRM　B. SuperEBA

三、MTA

目前，根管逆行充填材料首选 MTA，粉液双组分，其粉剂为亲水颗粒，主要成分为磷酸三钙、铝酸三钙、氧化三钙和氧化硅（图 4-24A）。MTA 具有许多优点：高 pH 值，可诱导硬组织形成；根管封闭性优于银汞合金、Super EBA 等材料；毒性最小；生物相容性优异；具有亲水性；合理的 X 线阻射性。然而，MTA 并不完美，如不易操作，需要专门的 MTA 成形器；价格昂贵；结固时间较长；充填完成不能冲洗清理。MTA-Angelus 是一种新型的 MTA 的替代产品，它包含 80% 的波特兰水泥和 20% 的三氧化二铋，没有额外添加硫酸钙从而尝试减少固化时间至 10～15 分钟（图 4-24B）。

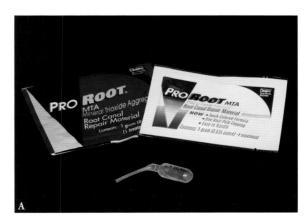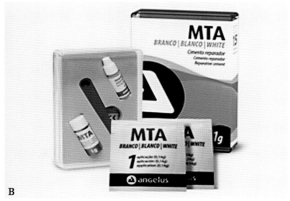

图 4-24 MTA 类材料
A. MTA　B. MTA-Angelus

四、生物活性陶瓷

BioCeramics 是一种新型的硅酸钙生物活性陶瓷，主要成分都是硅酸钙、氧化锌、五氧化钽、磷酸氢钙和填料，预混合，可直接使用，临床用于逆行根管充填、旁穿修补、盖髓术等。BioCeramics 具有良好生物学活性、封闭性和抗菌性，无细胞毒性，而且价格低、操作方便（图 4-25，参见图 5-149，图 5-150）。

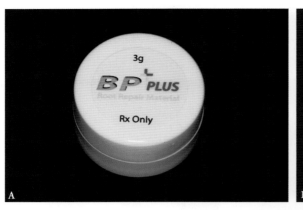
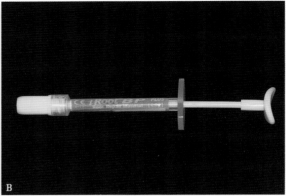

图 4-25 生物活性陶瓷 BioCeramics
A. 瓶装 B. 注射器装

五、BioDentin

BioDentin 是一种生物活性牙本质替代物，粉液混合物，粉末主要成分为硅酸三钙、碳酸钙、二氧化锆、硅酸二钙、氧化钙和氧化铁，液体是含有高分子聚合物还原剂和氯化钙的水溶液，粉液混匀后短时间凝固，具有与牙本质相似的性能。相比 MTA，凝固时间短，封闭性能和机械强度可能更好，具有良好临床应用前景（图 4-26）。

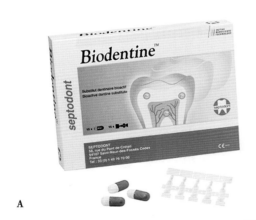
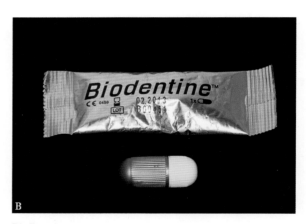

图 4-26 BioDentin

六、树脂和复合体

树脂和复合体生物相容性较差、且操作中需要严格隔湿，因此，仅用于一些特殊情况且最好使用逆行充填专用树脂/复合体。例如，当根管桩较长而逆行预备洞型缺乏固位形时，可以采用树脂形成树脂帽，覆盖根尖部，形成良好根尖封闭；位于牙槽嵴顶冠方的牙颈部旁穿需要修补，应当使用树脂/复合体而不是 MTA（图 4-27，图 4-28，参见图 5-151，图 6-15）。

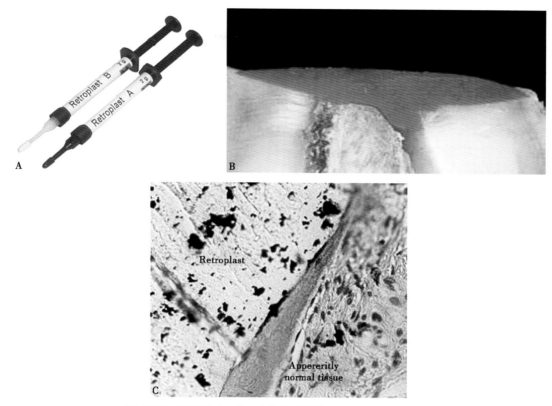

图 4-27　树脂 Retroplast（来自互联网 www.retroplast.com）
A. 树脂　B. 逆行充填后纵剖面　C. 组织学检查示良好生物学相容性

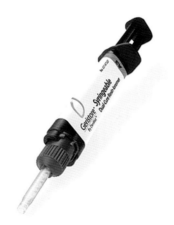

图 4-28　复合体 Geristore（来自互联网 www.denmat.com）

（王捍国　屈铁军）

第四节　手术室设置和直播系统

第四军医大学口腔医院于 2012 年成立显微根管外科中心（图 4-29），包括手术室、讨论室和会议室三个功能分区，其中手术室又分为更衣间、洗手间和手术间。根管外科中心设置手术直播系统，可进行显微根管外科手术的直播和示教（图 4-30～图 4-34）。

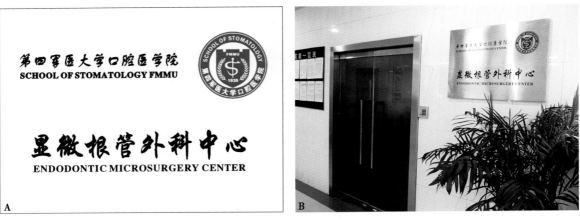

图 4-29 标牌
A. 标牌 B. 外景

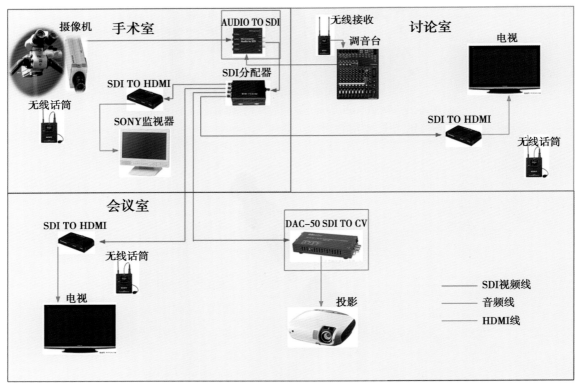

图 4-30 直播系统设计示意图

　　手术间设置牙科椅位和中心柱,中心柱上悬挂显微镜、椅旁牙片机、计算机(内置互联网和内部网络系统、PACS 和 CBCT 客户端)等(图 4-31)。对于照相系统,推荐使用具有 wifi 功能、可以录制全高清短片、以及可旋转液晶监视器的单反相机,如佳能 70D,配合使用脚踏遥控开关、路由器和具有无线网卡的计算机(如笔记本电脑),可以实现单脚控制的手术过程中的照片拍摄、无线传输和存储(图 4-32)。

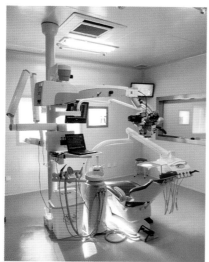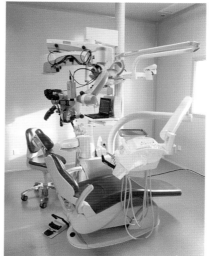

图 4-31 手术间内景

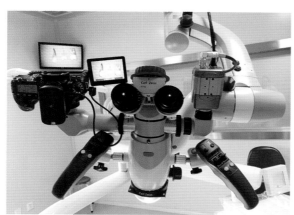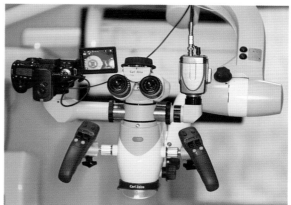

图 4-32 单反照相机和高清摄像机

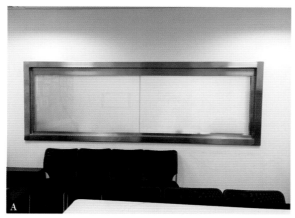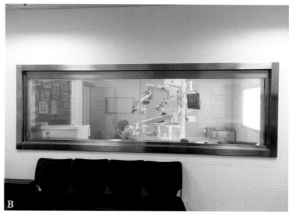

图 4-33 讨论室

A. 讨论室与手术室间观察窗（含铅玻璃和处于断电状态的导电玻璃） B. 导电玻璃通电后透明，可以观察手术室

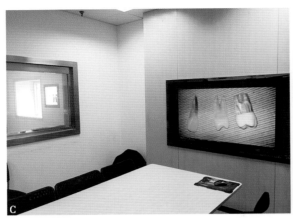

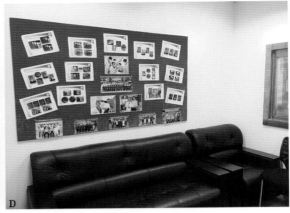

图 4-33　讨论室（续）

C. 手术直播高清电视　D. 病例展示墙报

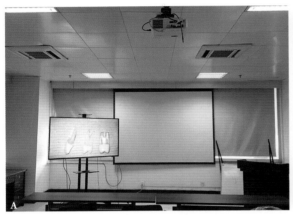

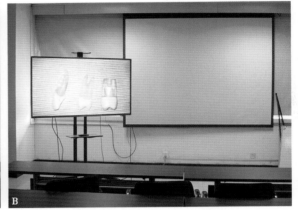

图 4-34　会议室

A. 全景　B. 高清电视和幻灯投影幕布

第五章
显微根尖外科手术步骤

第一节 麻 醉

一、表面麻醉

为达到完全无痛的效果,首先进行表面麻醉,使用棉签蘸表面麻醉剂在进针点反复涂擦(图5-1)。

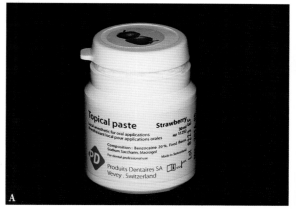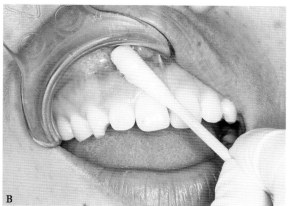

图5-1 表面麻醉

A. 表面麻醉剂 B. 涂擦表面麻醉剂

二、上颌牙麻醉

上颌牙麻醉范围为患牙加近远中各两个邻牙,通常采用颊侧浸润麻醉和腭侧阻滞麻醉,前牙为切牙孔,后牙为腭大孔(图5-2)。为取得良好止痛和止血效果,推荐使用含1:50 000肾上腺素的2%盐酸利多卡因溶液或者必兰麻(含1:100 000肾上腺素的4%阿替卡因溶液)(图5-3)。

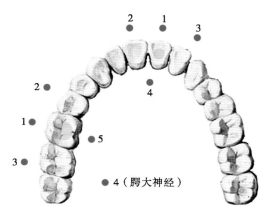

图5-2 上颌牙齿麻醉(示意图)

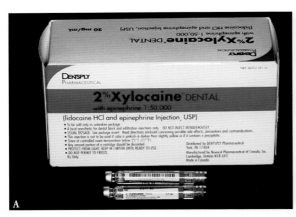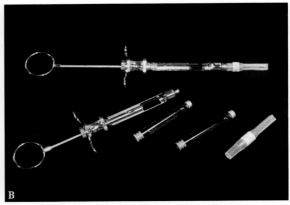

图 5-3　麻醉剂和注射器
A. 利多卡因　B. 阿替卡因和注射器

三、下颌牙麻醉

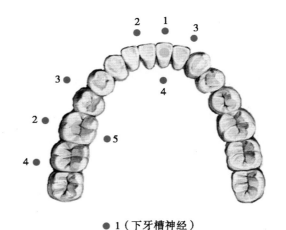

下颌牙麻醉范围为患牙加近远中各两个邻牙，通常采用下牙槽神经、颊舌神经阻滞麻醉加颊舌侧浸润麻醉，阻滞麻醉使用 2% 盐酸利多卡因，浸润麻醉同前（图 5-4）。

麻醉后等待 10～15 分钟，待麻醉充分起效后开始手术。

● 1（下牙槽神经）
图 5-4　下颌牙齿麻醉（示意图）

第二节　体位和医助配合

一、医助配合

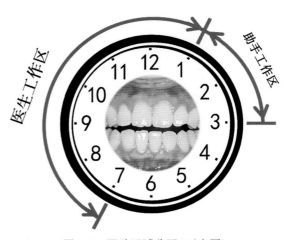

显微根管外科手术通常可由术者和助手两人完成，术者左手拉钩，右手操作；助手负责吸引、器械传递、材料调拌等。必要时可增加一名巡回护士在台下配合。医师工作区域为 7 点至 1 点，助手工作区域为 1 点至 4 点，器械台位于 12 点半（图 5-5）。

图 5-5　医助区域分配（示意图）

二、体位

1. 上颌前牙

患者为平卧位,医生位于 12 点,助手位于 3 点(图 5-6)。

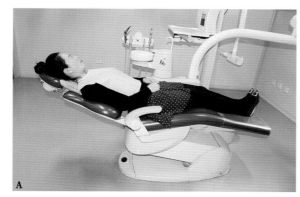
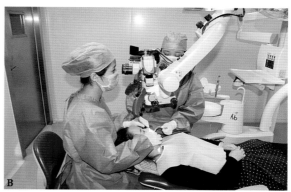
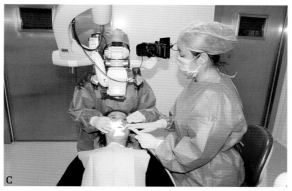

图 5-6 上颌前牙体位
A. 患者平卧位　B. 医助体位侧面照(参照患者)　C. 正面照

2. 上颌后牙

患者为侧卧位,颈部需要有枕头支撑,处于舒适位置。医师位于 12 点,助手位于 3 点(图 5-7～5-9)。当操作空间不足时,可让患者下颌向患侧移动,作侧方咬合,以增加同侧上颌后牙操作空间(图 5-10)。

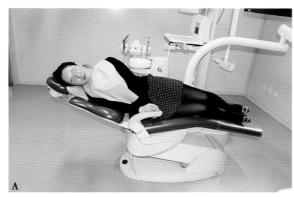
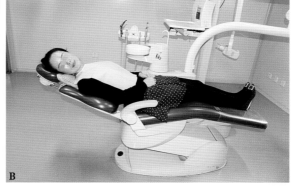

图 5-7 患者侧卧位
A. 正确　B. 错误

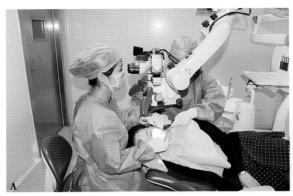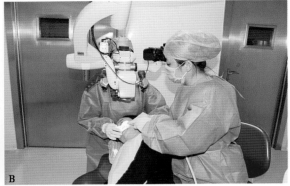

图 5-8 左上后牙体位
A. 侧面 B. 正面

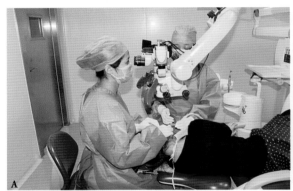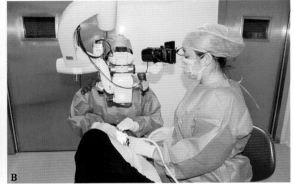

图 5-9 右上后牙体位
A. 侧面 B. 正面

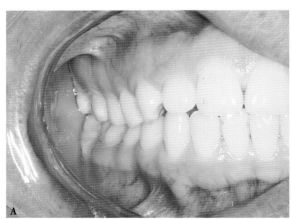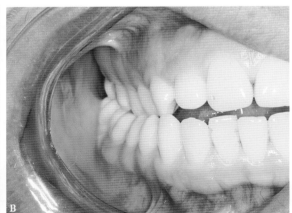

图 5-10 侧𬌗增加上颌后牙手术操作空间
A. 正常咬合 B. 侧𬌗

3. 下颌前牙

患者为平卧位,医师位于 12 点,助手位于 3 点(图 5-11)。

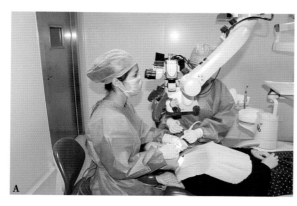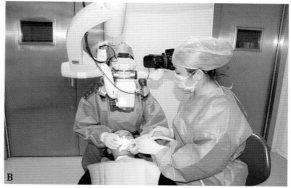

图 5-11　下前牙体位
A. 侧面　B. 正面

4. 下颌左侧后牙

患者为侧卧位,医师位于 12 点,助手位于 3 点(图 5-12)。

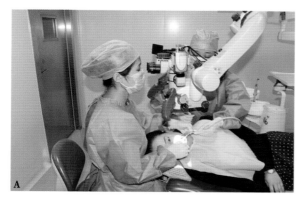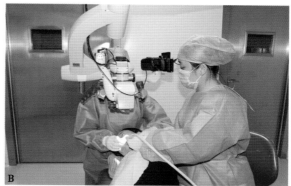

图 5-12　下颌左侧后牙体位
A. 侧面　B. 正面

5. 下颌右侧后牙

患者为侧卧位,医师位于 8 点,助手位于 1～3 点(图 5-13)。当下颌后牙操作空间不足时,可让患者前伸下颌,处于前伸𬌗,以利于手术(图 5-14)。为了直视术区,显微镜需要倾斜,其光轴不再垂直于地面,若目镜筒可以左右旋转,术者仍可以保持正常坐姿(图 5-15)。

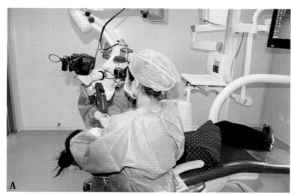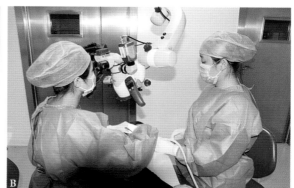

图 5-13　下颌右侧后牙体位
A. 侧面　B. 正面

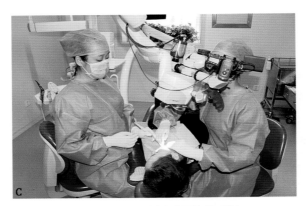

图 5-13　下颌右侧后牙体位（续）

C. 头侧

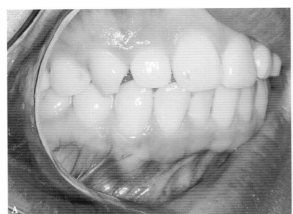 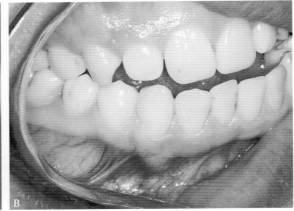

图 5-14　前伸𬌗增加下颌后牙手术操作空间

A. 正常咬合　B. 前伸𬌗

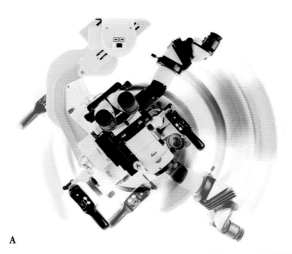 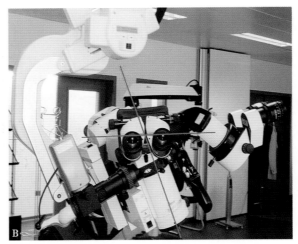

图 5-15　显微镜目镜筒位置调整

A. 目镜筒上下旋转　B. 目镜筒左右旋转，保持水平

第三节　瓣 膜 设 计

一、设计原则

1. 瓣膜应足够大小使手术区充分暴露、进路通畅，常规包括患牙和近远中各一颗邻牙；当有窦道存在时，应该被包含在瓣膜中；

2. 瓣膜基底部应等于游离端，使瓣膜有足够的血供，以免发生坏死，常规使用三角瓣和矩形瓣；

3. 瓣膜边缘应基于健康的骨组织而不能悬空，不应通过骨隆突，否则易愈合不良；

4. 瓣膜边缘应避开唇系带等解剖结构。

二、唇侧

1. 半月形切口

在患牙根尖部作半圆形切口，弧形凸面顶端相当于根中部的水平，末端位于两侧邻牙黏膜返折处，翻瓣后可暴露患牙根尖周区。半月形切口存在术野暴露不足、遗留疤痕等缺点（图5-16，图5-17），目前已不再常规使用，仅用于根尖周脓肿切开引流。

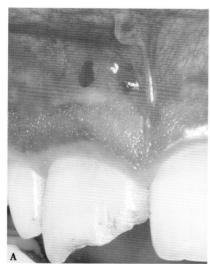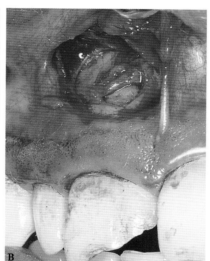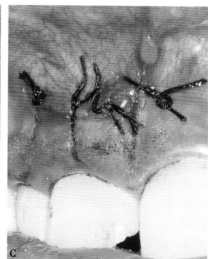

图 5-16　半月瓣
A. 术前　B. 翻瓣　C. 缝合

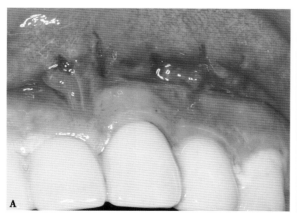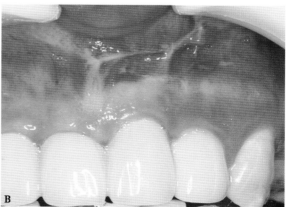

图 5-17　半月瓣留下疤痕
A. 拆线后　B. 术后 10 个月口内像

2. 水平切口

瓣膜通常由水平切口和垂直松弛切口组成，其中水平切口分龈沟内切口、膜龈切口和PBI切口三种。常规采用龈沟内切口，膜龈切口和PBI切口适合于已行全冠修复的患牙，可避免龈沟内切口可能导致的牙龈退缩。

（1）龈沟内切口：龈沟内切口应在龈沟内沿着牙颈部紧贴根面切至牙槽嵴顶（图5-18）。

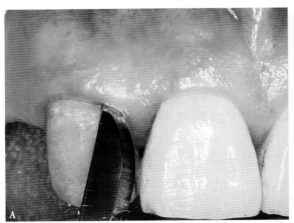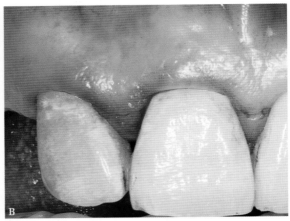

图 5-18　龈沟内切口
A. 龈沟内切口　B. 完成

（2）膜龈切口：膜龈切口在附着龈内平行于龈缘行水平波浪形切口（图5-19，图5-20）。附着龈的宽度因人、因牙位而异，范围1～9mm，前牙唇侧最宽3.3～4.5mm，后牙区较窄。因此，膜龈切口多用于前牙；当附着龈较窄和（或）根尖周病变较大时，不宜采用膜龈切口。如为了明确根裂范围，可在膜

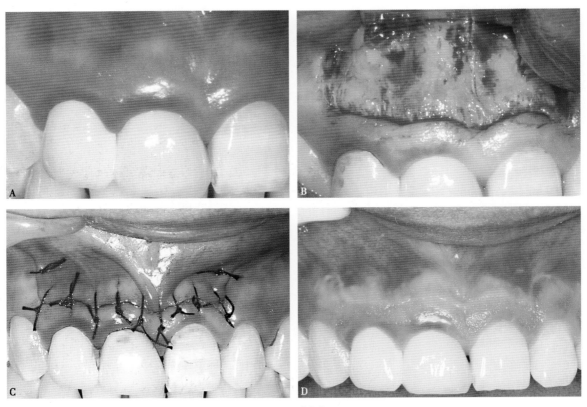

图 5-19　膜龈切口
A. 术前　B. 翻瓣　C. 缝合　D. 术后14个月随访

龈切口的基础上又附加了垂直切口，由于增加了手术复杂性，牙龈愈合过程延长。另外，膜龈切口一定要在附着龈内，若偏根方至牙槽黏膜处，容易留下疤痕（图5-21）。

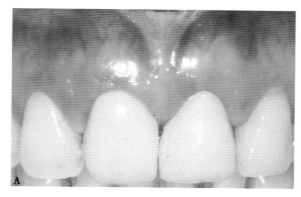
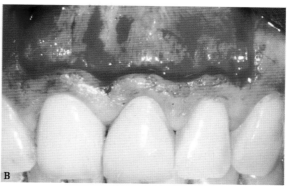

图5-20　膜龈切口
A. 术前　B. 翻瓣

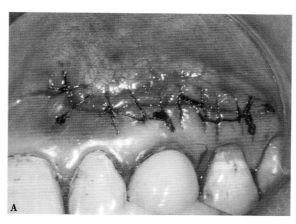
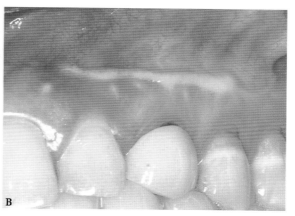

图5-21　膜龈切口位置偏根方，易留疤痕
A. 缝合　B. 术后14个月后复查见明显疤痕

（3）混合切口：附着龈为角化上皮，其内的切口一般不会留疤痕，因此，可根据具体情况设计龈沟内切口和膜龈切口的混合切口，兼顾手术操作和美观（图5-22）。

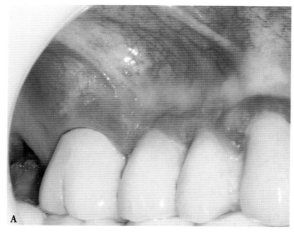
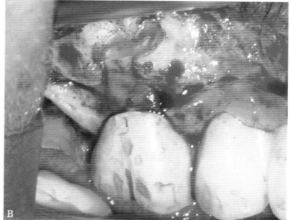

图5-22　右上第一磨牙因牙周袋行混合切口
A. 术前　B. 翻瓣

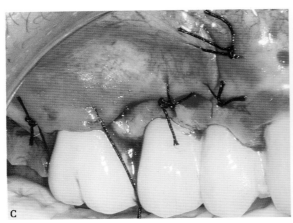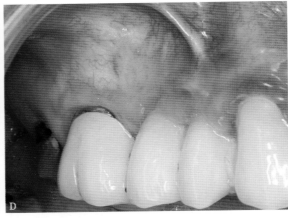

图 5-22 右上第一磨牙因牙周袋行混合切口（续）

C. 缝合　D. 术后 12 个月随访

（4）PBI 切口：针对龈沟内切口和膜龈切口的缺点，Velvart P 于 2002 年提出保留龈乳头的龈乳头基部切口（papilla base incision，PBI）的理念。首先使用手术刀垂直切开龈乳头上皮组织和结缔组织，深 1.5mm，然后将手术刀刃向根尖部倾斜，与牙体长轴几乎平行，切至牙槽嵴顶（图 5-23，图 5-24）。

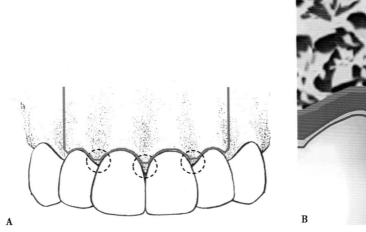

图 5-23 PBI 切口示意图

A. 正面　B. 矢状面

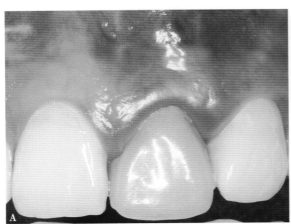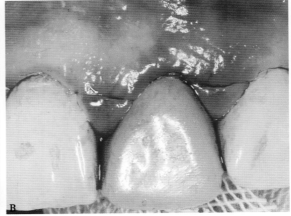

图 5-24 上前牙龈乳头 PBI 切口

A. 术前　B. 切开

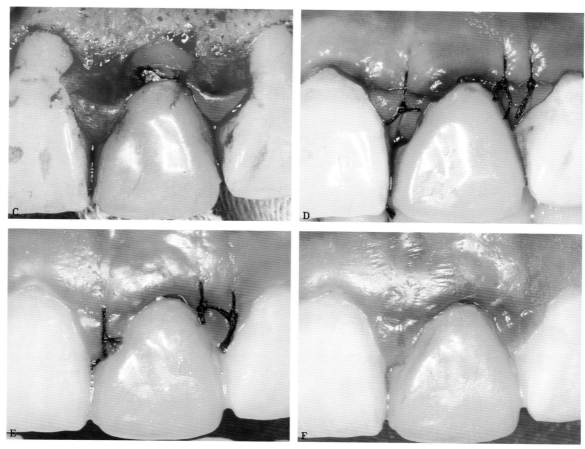

图 5-24　上前牙龈乳头 PBI 切口（续）
C. 翻瓣　D. 缝合　E. 术后一周　F. 拆线后

3. 垂直（松弛）切口

当水平切口足够充分暴露术区时，可不加垂直切口。通常需要垂直（松弛）切口以利于翻瓣暴露术区。垂直切口始于牙颈部轴面角处，沿牙龈纤维方向，切开至牙根间凹陷处，圆顿转弯，平行于牙根长轴切开，形成垂直切口。此切口保留了部分龈乳头，以利于瓣膜复位和缝合（图 5-25）。

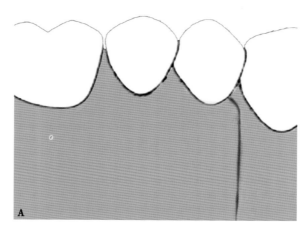

图 5-25　垂直切口
A. 示意图

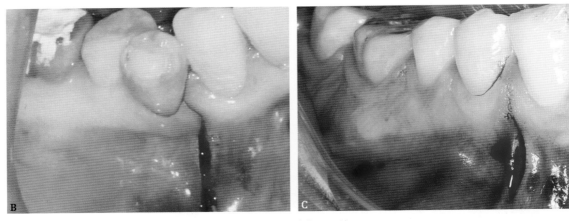

图 5-25　垂直切口（续）
B. 临床病例　C. 临床病例

后牙多采用三角形瓣，即水平切口加近中邻牙近中侧行垂直切口；前牙因为牙根较长，通常采用矩形瓣，即在患牙近中邻牙近中侧以及远中邻牙远中侧行垂直切口（图 5-26，图 5-31）。

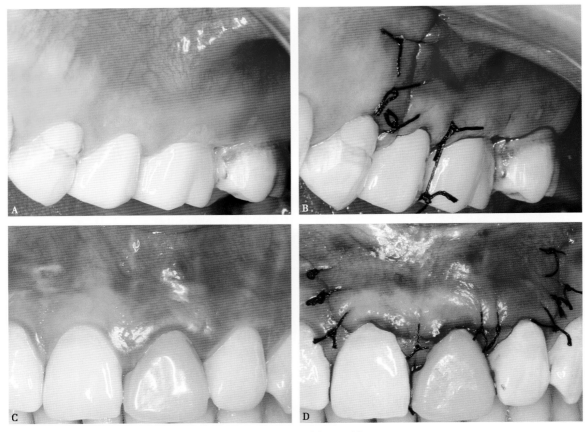

图 5-26　三角瓣和矩形瓣
A. 左上第一磨牙术前　B. 三角瓣缝合后　C. 左上中切牙术前　D. 矩形瓣缝合后

当患牙邻牙缺失时，沿牙槽嵴顶偏颊侧行水平或斜行切口（图 5-27）。

垂直切口应位于牙根之间凹陷处，而不是牙根突出处（图 5-28）。当上颌侧切牙手术时，通常需要在对侧中切牙远中行垂直切口，或者延伸水平切口，以避开唇系带（图 5-29，图 5-30）。

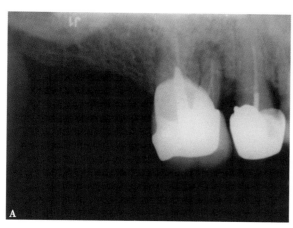
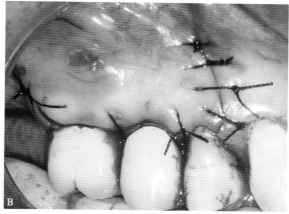

图 5-27　远中切口
A. 术前牙片　B. 缝合

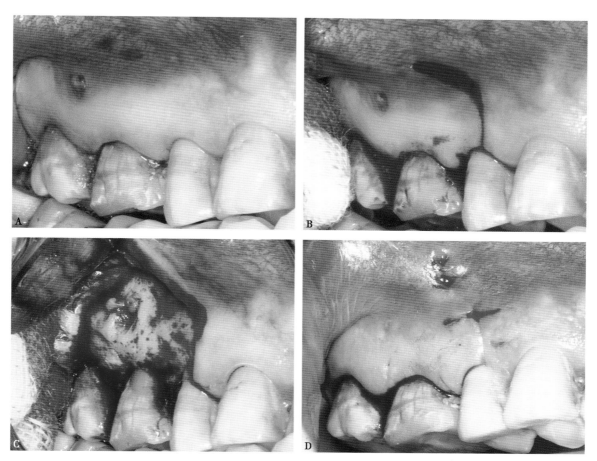

图 5-28　垂直切口位置不当，位于牙根突出处
A. 术前　B. 垂直切口　C. 翻瓣　D. 拆线

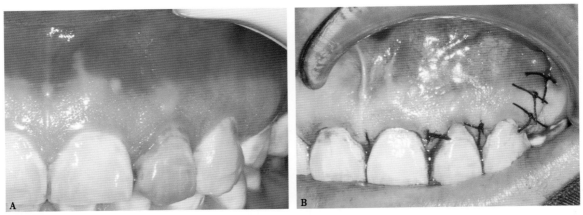

图 5-29 三角瓣延长水平切口，以避开唇系带
A. 术前 B. 缝合

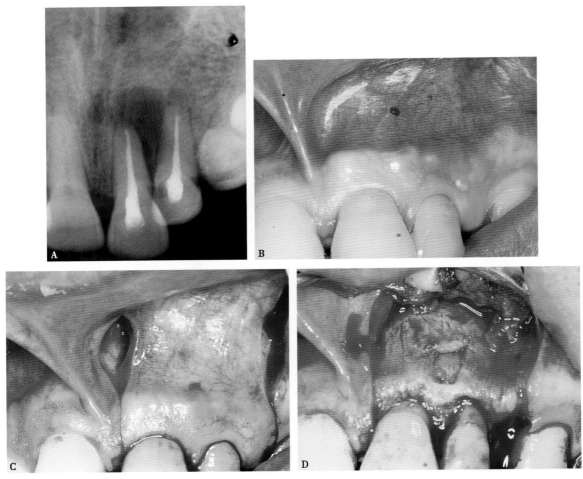

图 5-30 垂直切口未避开唇系带
A. 术前牙片 B. 口内像 C. 切口 D. 翻瓣

对于下颌第一、第二磨牙根尖外科手术，为了避免损伤颏神经和血管，松弛切口应该位于下颌第一前磨牙近中（图 5-31）。

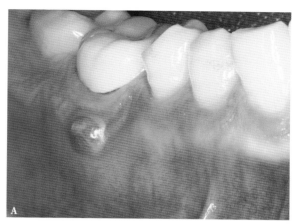
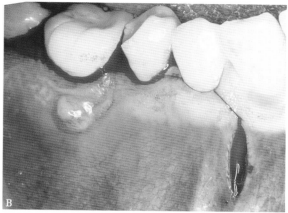
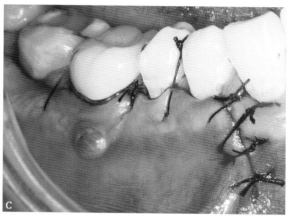

图 5-31　下颌第一磨牙垂直切口位于第一前磨牙近中
A. 术前　B. 切开　C. 缝合

三、腭侧

即使病变位于舌、腭侧，通常也是在唇颊侧翻瓣，以利于手术操作（图 5-32）。若上颌磨牙颊根和腭根都需要进行根尖外科手术时，应在颊腭侧分别翻瓣。首先进行颊根手术，若根分叉牙槽骨缺损且距离上颌窦底较远时，可以从颊侧探查腭根情况，必要时截除近颊根，可行腭根根尖外科手术（图 5-33）。

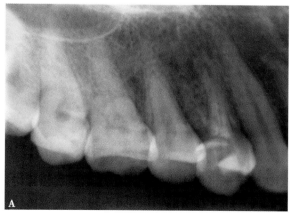
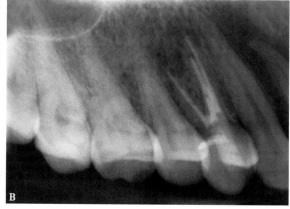

图 5-32　三根型上颌第一前磨牙根尖外科手术
A. 术前牙片　B. 根管治疗术后牙片

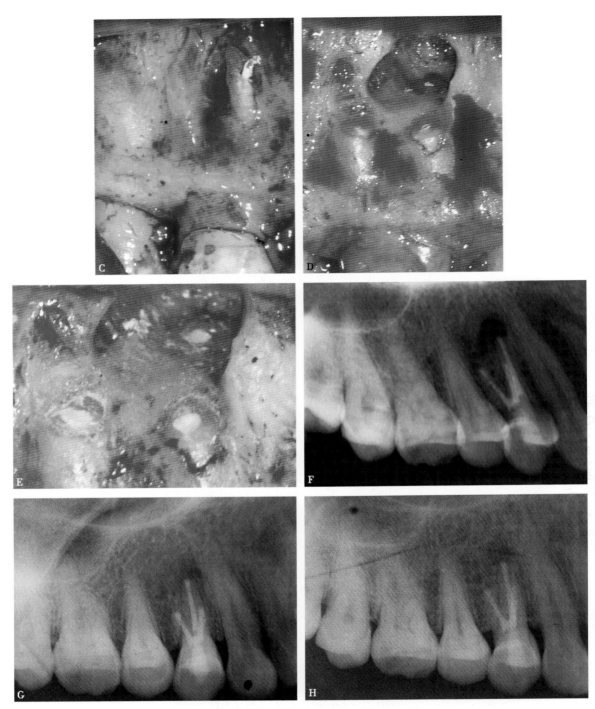

图 5-32 三根型上颌第一前磨牙根尖外科手术（续）
C. 颊侧翻瓣 D. 开窗根尖切除 E. 根管逆行充填后 F. 术后即刻牙片
G. 术后 1 个月随访牙片 H. 术后 8 个月随访牙片

1. 龈沟内切口

　　腭侧翻瓣通常应用于上颌磨牙腭根手术和上颌侧切牙畸形根面沟手术。水平切口一般为龈沟内切口，由于腭侧瓣膜较厚、不易牵拉，需要延伸水平切口或者附加垂直松弛切口（图 5-34）。

2. 垂直（松弛）切口

　　垂直切口通常位于尖牙和第一前磨牙间，因为此处血管和神经分布少（图 5-35）。

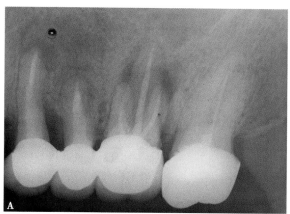

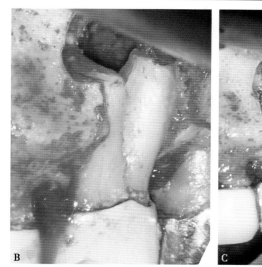
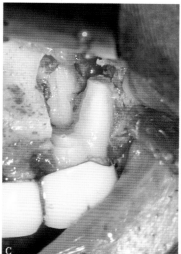
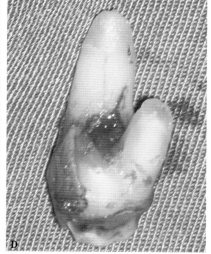

图 5-33 左上第一磨牙意向性近颊根截根术
A. 术前 B. 根尖切除 C. 意向性截除近颊根，见腭根根裂 D. 拔除后离体牙

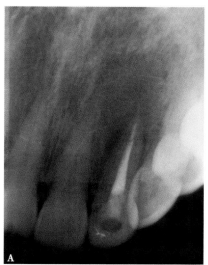
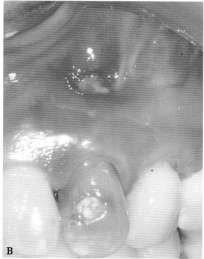
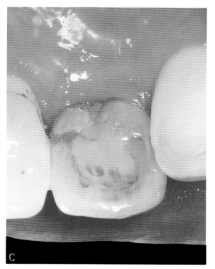

图 5-34 左上侧切牙腭侧翻瓣瓣膜设计
A. 术前牙片 B. 唇侧口内像 C. 腭侧口内像

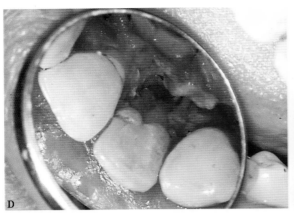
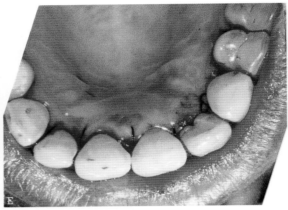

图 5-34　左上侧切牙腭侧翻瓣瓣膜设计（续）
D. 腭侧翻瓣　E. 腭侧缝合

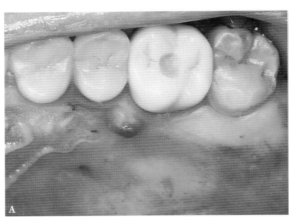
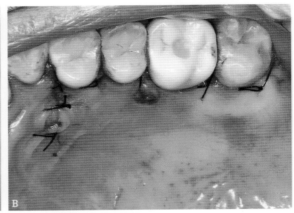

图 5-35　上颌第一磨牙腭根根尖外科手术瓣膜设计
A. 腭侧口内像　B. 缝合

第四节　切开翻瓣牵拉

一、切开

采用 15C 刀片，切口必须整洁连续，水平切口与垂直切口连接处应圆钝，避免瓣膜撕裂。切开时需切透至骨皮质，翻全厚黏膜骨膜瓣（图 5-36）。

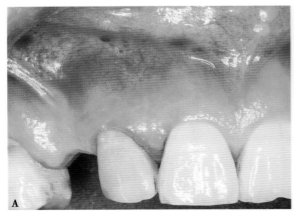
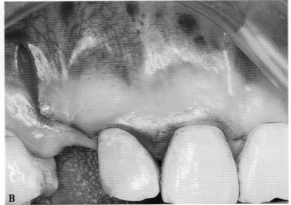

图 5-36　切开
A. 术前口内像　B. 切开

二、翻瓣

切开后，首先使用剥离器游离龈乳头（龈沟内切口），然后放在轴面角牙龈处，紧贴骨面，向根方和水平方向施力，并整体向根方移动，将骨膜及覆盖牙龈和牙槽黏膜剥离并翻起。翻瓣时应小心细致，避免组织撕裂或穿孔（图 5-37，图 5-38）。当根尖周区肉芽组织或窦道处有粘连时，可用手术刀进行锐性分离（图 5-39）。

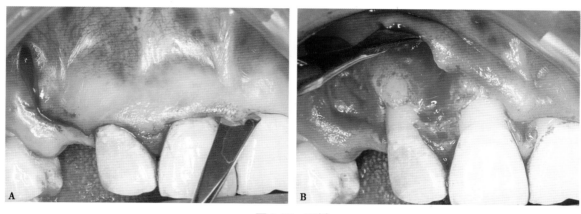

图 5-37　翻瓣
A. 翻瓣　B. 翻瓣后

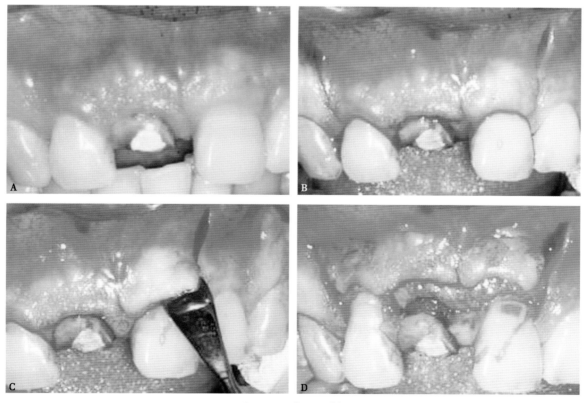

图 5-38　切开翻瓣
A. 术前　B. 切开　C. 翻瓣　D. 翻瓣后

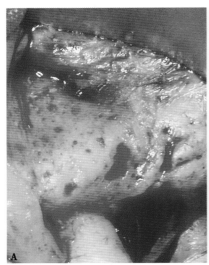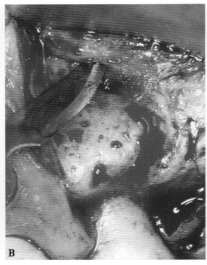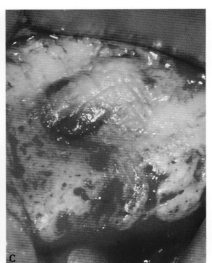

图 5-39 锐性分离
A. 翻瓣 B. 锐性分离 C. 翻瓣后

三、牵拉

翻瓣后,采用合适拉钩抵骨面,进行黏骨膜瓣以及口唇颊部的牵拉,以暴露术区。牵拉时勿压迫软组织,避免术后肿胀。根据具体情况,可采用单拉钩或双拉钩,以良好暴露为目的。下颌前磨牙、磨牙手术时注意保护颏神经和血管,拉钩应紧抵颏孔冠方骨面,必要时采用超声骨刀切割出沟槽,避免拉钩滑脱。中国人群后牙根尖通常距离颏孔较远,一般不需要翻瓣至颏孔处即可充分暴露术区(图 5-40 ~ 图 5-43)。

1. 单拉钩

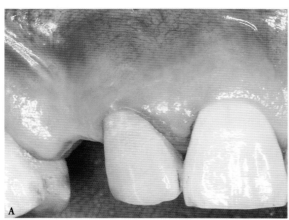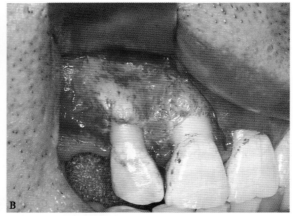

图 5-40 右上颌侧切牙牵拉
A. 术前 B. 牵拉

2. 双拉钩

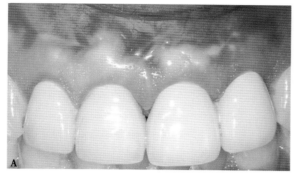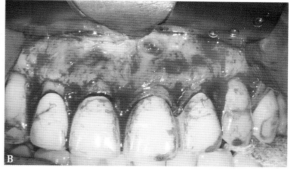

图 5-41　上颌前牙多牙位牵拉

A. 术前　B. 牵拉

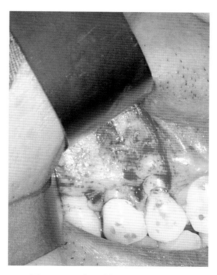

图 5-42　右上第二前磨牙牵拉

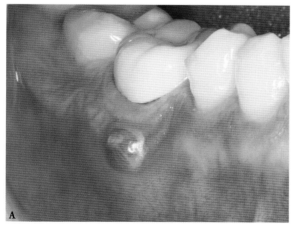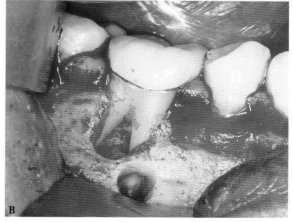

图 5-43　右下第一磨牙牵拉

A. 术前　B. 牵拉

3. 腭侧缝线牵拉

腭侧翻瓣时,采用 4-0 缝线牵拉后固定于对侧后牙区,拉钩辅助暴露术区(图 5-44)。

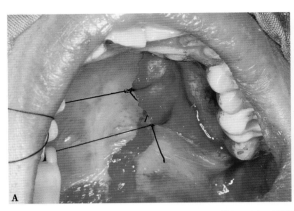
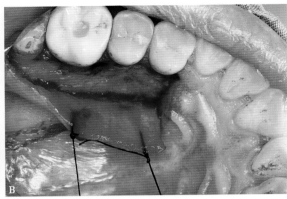

图 5-44　腭侧翻瓣缝线牵拉
A. 牵拉　B. 暴露术区

第五节　去骨开窗

一、根尖定位

翻瓣牵拉后，显微镜低放大倍数下（×4～×8）根尖定位后使用 45° 仰角涡轮手机（如 Palisades Dental 公司 IMPACT AIR 45® 手机）和长柄不锈钢车针（如 H161 Lindemann 去骨车针）在根尖区去骨开窗，勿偏冠方或根方（图 5-45）。

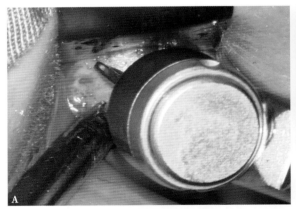
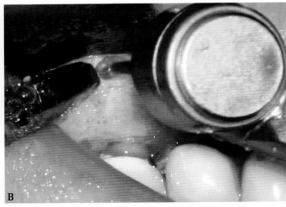

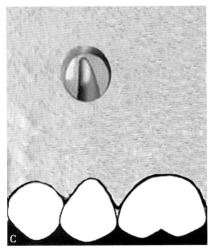
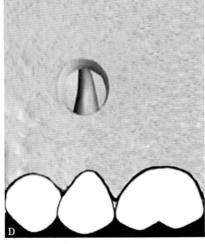
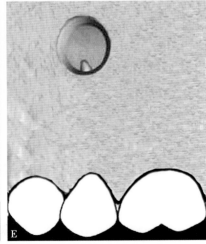

图 5-45　反角手机长裂钻开窗
A. 定位　B. 开窗　C. 正确位置　D. 偏冠方　E. 偏根方

根据以下情况进行根尖区定位：

1. 根尖区存在窦道

当患牙根尖周区存在窦道时，翻瓣后可见根尖周骨质破坏，根尖刮治后，根尖暴露，根尖定位容易（图 5-46）。

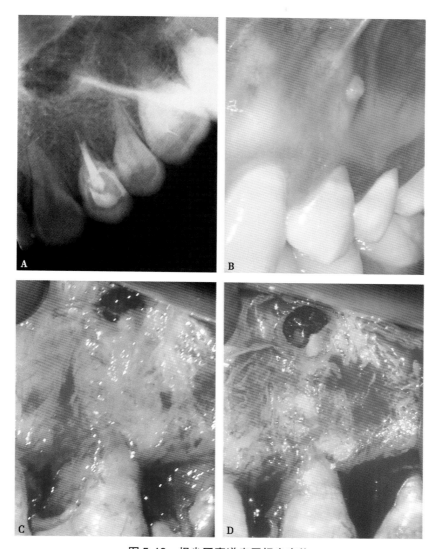

图 5-46 根尖区窦道患牙根尖定位
A. 术前牙片　B. 口内像　C. 翻瓣　D. 刮除肉芽组织见根尖

2. 非根尖区窦道和（或）皮质骨破坏

当窦道和（或）皮质骨破坏并非位于患牙根尖周区时，切勿在骨质破坏区去骨开窗寻找根尖，应该按照后文所述鉴别要点（图 5-52，图 5-53）进行根尖定位（图 5-47，图 5-48）。

3. 根尖周存在病损而皮质骨完整

当根尖周存在病损而皮质骨完整时，在定位的根尖区采用锋利显微探针探查，通常可以穿透皮质骨直达根尖周病损（图 5-49）。

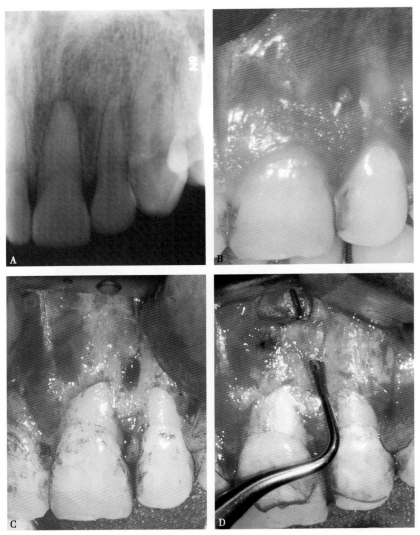

图 5-47 非根尖区窦道患牙根尖定位
A. 术前牙片 B. 口内像 C. 翻瓣 D. 窦道与根尖区相通

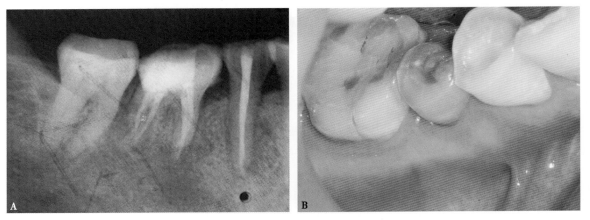

图 5-48 非根尖区窦道患牙根尖定位
A. 术前牙片 B. 口内像

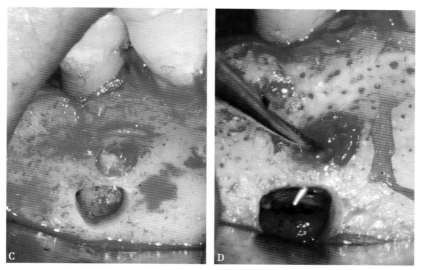

图 5-48　非根尖区窦道患牙根尖定位（续）

C. 去骨开窗　D. 窦道与根尖区相通

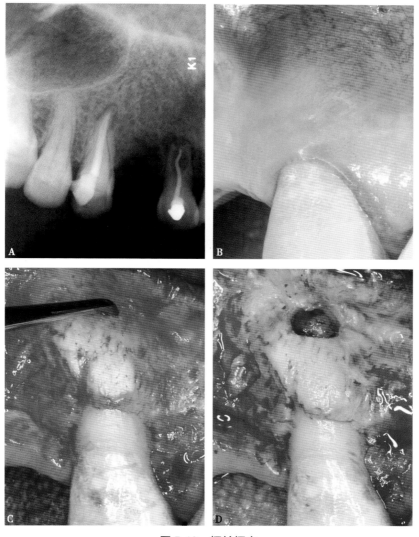

图 5-49　探针探查

A. 术前牙片　B. 口内像　C. 探针确定根尖区　D. 去骨开窗

4. 根尖周无病损且皮质骨完整

当根尖周无病损且皮质骨完整时，进行根尖定位比较困难。

鉴别要点有：

（1）术前通过牙片、CBCT等确定牙根长度，术中采用刻度探针（图5-50）。

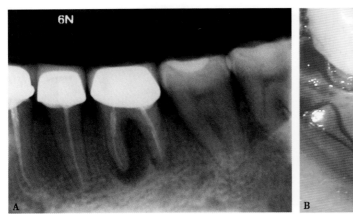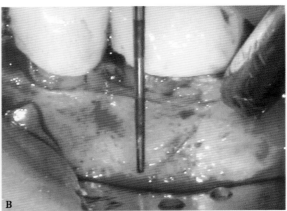

图 5-50　牙周探针确定牙根长度
A. 术前牙片　　B. 牙周探针确定根尖位置

（2）根据牙根的解剖外形（图 5-51）

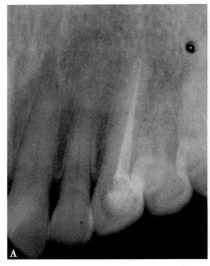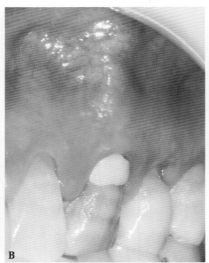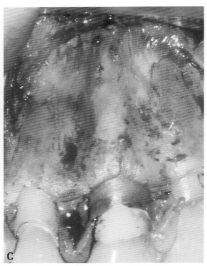

图 5-51　唇侧骨质薄，参考尖牙牙根外形定位根尖
A. 术前牙片　　B. 口内像　　C. 翻瓣

（3）术中鉴别：牙槽骨质地较软、白色、出血；牙根微黄半透明、质地硬、不出血；术中还可以使用染料亚甲蓝染色牙周膜以鉴别（图5-52，图5-53）。当发现开窗位置错误时，应及时调整。

（4）X线阻射物：当以上方法还不能确定时，可以将X线阻射物，如金属片和牙胶等，放在开窗处，术中拍摄牙片以确定根尖（图5-54）。

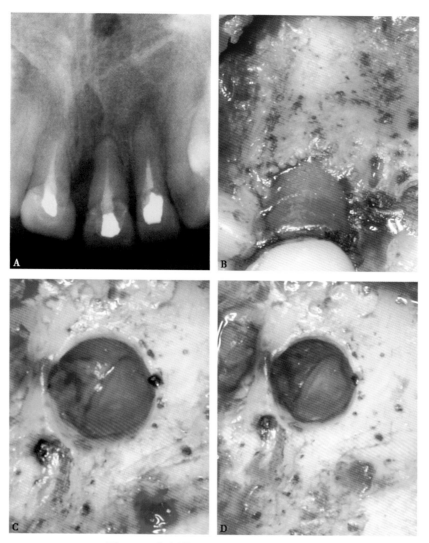

图 5-52 颊侧骨质厚，需要染色确定牙根
A. 术前牙片　B. 翻瓣　C. 去骨见牙根　D. 染色确定

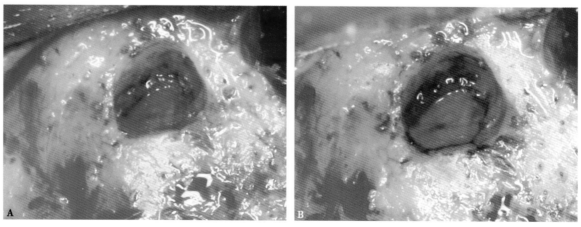

图 5-53 术中鉴别
A. 去骨开窗　B. 染色确定

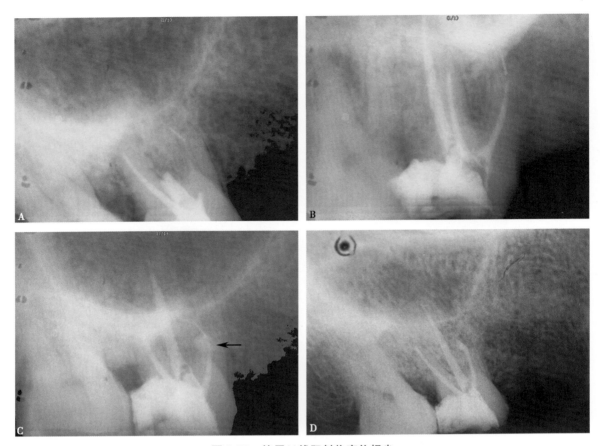

图 5-54 使用 X 线阻射物定位根尖

A. 术前牙片　B. 完成根管治疗术　C. 术中采用牙胶确定根尖区（←）　D. 术后牙片

二、开窗直径

　　根管逆行预备的超声工作尖的工作长度常规为 3mm，因此，当根尖周骨质完整时去骨开窗直径应该为 4mm，当有骨质破坏时，去尽肉芽组织并适当修整，这样可以完成根尖外科手术后续步骤（图 5-55，图 5-56）。而传统方法需要手机和牙钻进行根管逆行预备，由于手术入路的要求，需要进行大面积的去骨开窗，常常导致唇颊侧骨板缺失，预后不良（图 5-57）。另外，多个相邻牙齿行根尖外科手术，应尽量独立去骨开窗，保留骨窗间牙槽骨（图 5-58）。

图 5-55 开窗直径

A. 去骨开窗完成

B. 放大，示开窗直径

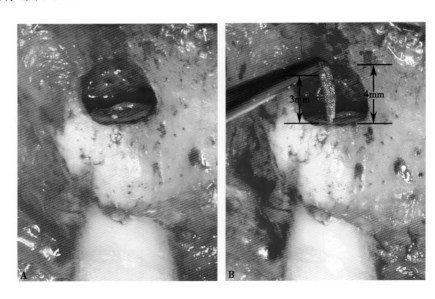

有研究表明：骨窗冠方边缘与牙槽嵴顶的距离小于 3mm 时，预后较差。因此，当患牙有牙周病或者牙根较短时，或者根尖定位不明确时，去骨开窗可适当向根方偏移，最大限度保留冠方牙槽骨。

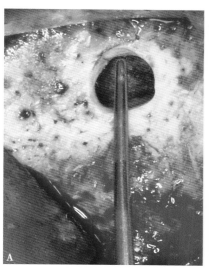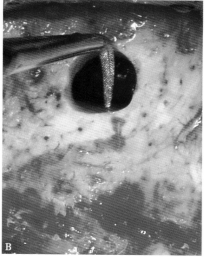

图 5-56　开窗直径
A. 去骨开窗完成　B. 准备进行根管逆行预备

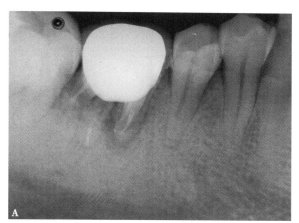

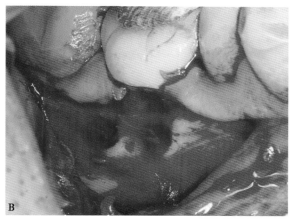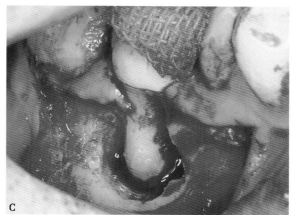

图 5-57　传统方法开窗直径大
A. 术前牙片　B. 翻瓣　C. 去骨开窗后颊侧骨板缺失

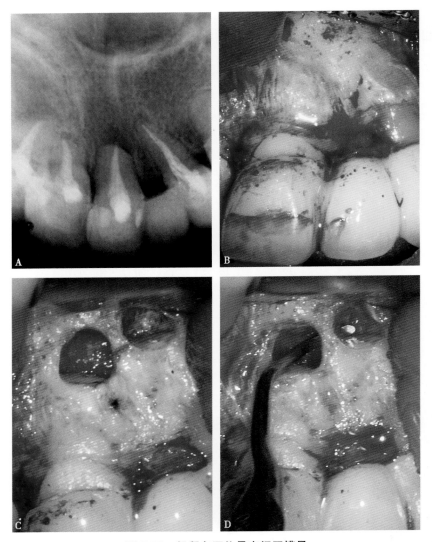

图 5-58 保留多牙位骨窗间牙槽骨
A. 术前牙片　B. 翻瓣后　C. 去骨开窗　D. 保留骨窗间牙槽骨

三、环钻

下颌后牙区皮质骨板较厚,可以采用环钻在根尖区精确切下完整圆形皮质骨块,完成根尖外科手术后再将此骨块放回原处,微创,痊愈时间缩短。

第六节　根尖周刮治

一、刮治

病变区和根尖暴露后,在中等放大倍数(×10~×16)下采用刮匙彻底去除肉芽组织,包括根尖唇颊侧、近远中侧和舌腭侧。根尖周囊肿时,尽量完整刮除囊肿。若根尖舌侧肉芽组织难以刮除,可以截除根尖后再进一步刮治(图5-59,图5-60)。

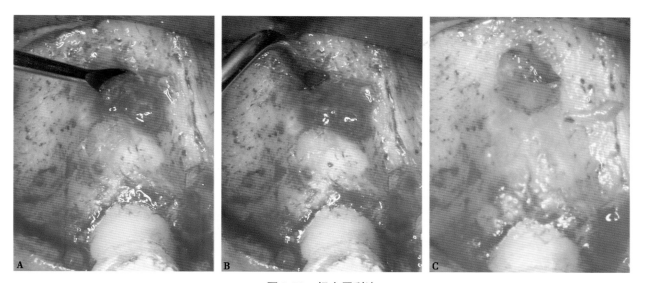

图 5-59　根尖周刮治
A. 根尖周刮治　　B. 根尖周刮治　　C. 刮治完成

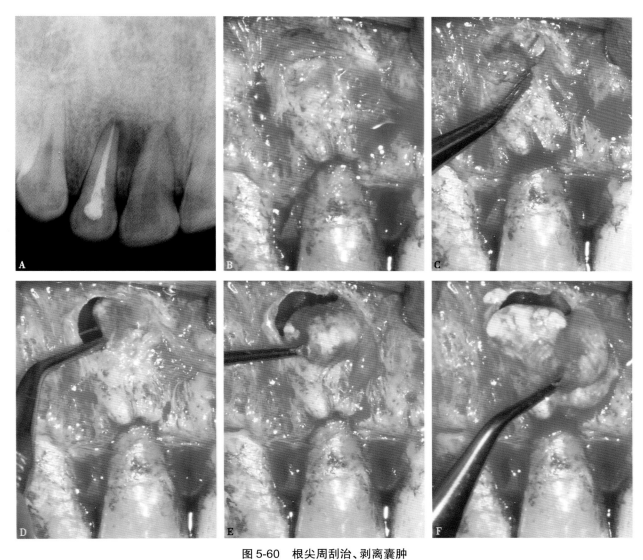

图 5-60　根尖周刮治、剥离囊肿
A. 术前牙片　　B. 翻瓣　　C. 去除根尖区唇侧菲薄骨板　　D. 剥离囊肿　　E. 剥离囊肿　　F. 见胆固醇结晶

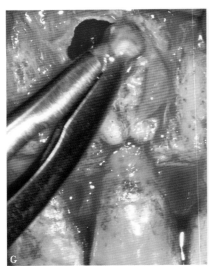
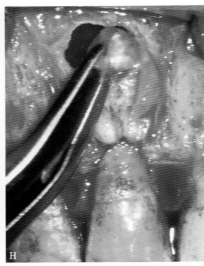
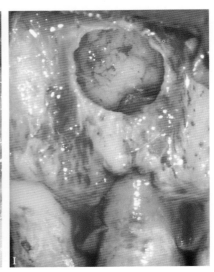

图 5-60 根尖周刮治、剥离囊肿（续）
G. 钳夹囊肿 H. 取出囊肿 I. 根尖周刮治后

二、根面处理

当牙根面存在明显感染时，如变色、牙结石附着、牙骨质剥脱等，需要进行根面处理，包括机械方法和化学方法。机械方法可以采用根面刮匙或者超声工作尖，化学方法则使用枸橼酸、EDTA、盐酸四环素等根面处理剂（图 5-61～图 5-63）。

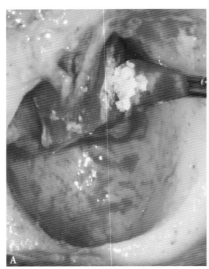
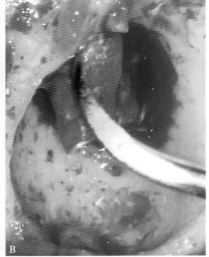

图 5-61 根面机械刮治
A. 刮匙根面刮治 B. 刮匙根面刮治

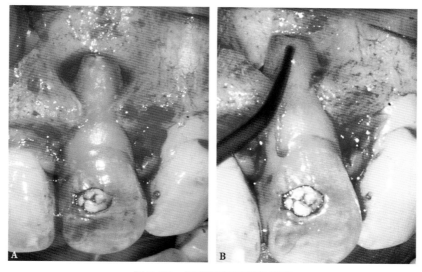

图 5-62　根面处理剂处理根面

A. 翻瓣　B. 根面处理剂处理根面

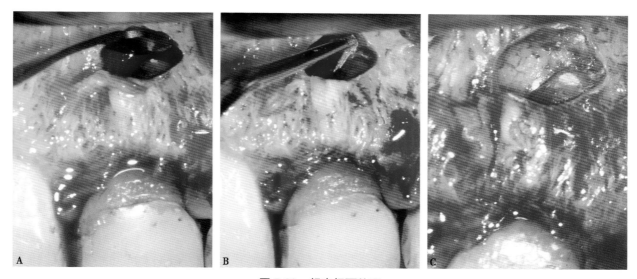

图 5-63　超声根面处理

A. 探查　B. 超声工作尖处理根面　C. 根面处理后

第七节　根尖切除

一、长度

有研究（Kim S，Pecora G，Rubinstein RA. Color atlas of microsurgery in endodontics. Philadelphia：W.B. Saunders, 2001）表明：当切除根尖长度为 3mm、角度为 0° 时，可以有效去除可能导致根管治疗术失败的复杂根管系统，切除量再增加时已不能明显提高去除比例（表 5-1）。根切 3mm 后，单根牙剩余根长平均为 7～9mm，仍有良好冠根比，具有足够支持力，对于多根牙则影响更小（图 5-64）。因此，通常根尖切除长度为 3mm。

三维有限元分析表明：设定牙冠 9mm、牙根 12mm 的单根牙模型，当根切为 3mm 时，不影响牙根机械力学特性；当根切 ＞6mm 时，影响牙根机械力学特性。

表 5-1 根尖部复杂根管系统比例

类型	根尖部 1mm	根尖部 2mm	根尖部 3mm
根尖分歧	52%	78%	98%
根管侧支	40%	86%	93%

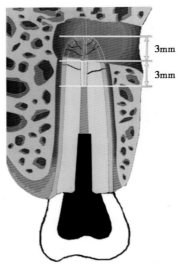

图 5-64 显微根尖外科手术"三三原则"示意图

（改编自 Color Atlas of Microsurgery in Endodontics. Syngcuk Kim，
Gabriele Pecora，Richard A. Rubinstein，2000，Saunders）

　　低放大倍数下（×4～×8）使用 45° 仰角手机和长柄车针进行根尖切除，切除长度为 3mm，勿过长或过短（图 5-65～图 5-69）。

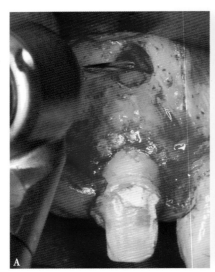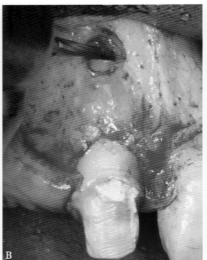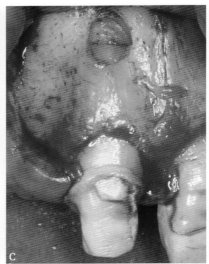

图 5-65 根尖切除

A. 根尖切除 B. 修整断面 C. 根尖切除后

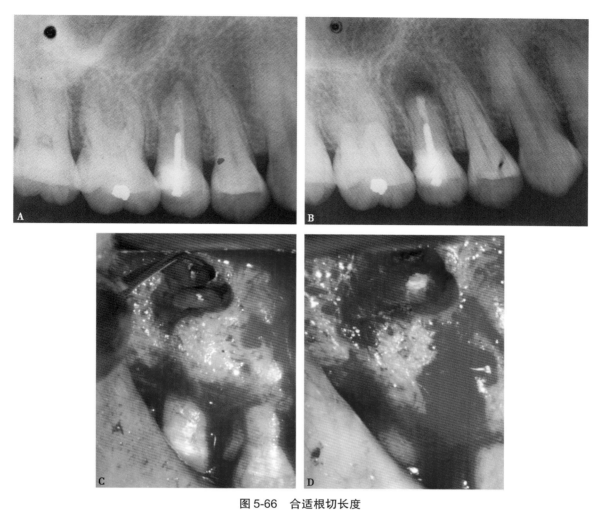

图 5-66　合适根切长度
A. 右上第二前磨牙术前牙片　B. 术后牙片　C. 根尖切除后　D. 根管逆行充填后

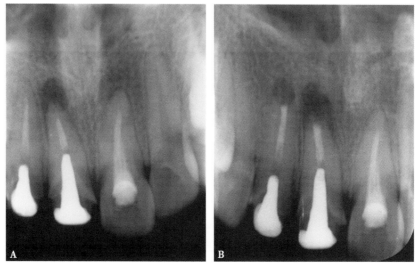

图 5-67　合适根切长度
A. 右上中切牙、侧切牙术前牙片　B. 术后牙片

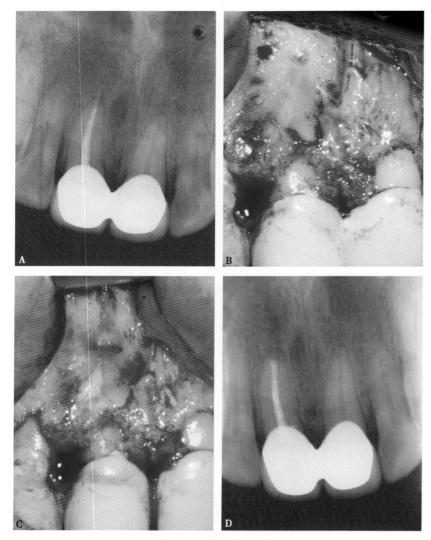

图 5-68　根切长度不足

A. 右上中切牙术前牙片　B. 翻瓣　C. 根尖切除　D. 术后牙片

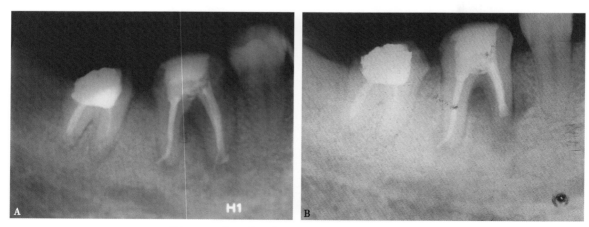

图 5-69　右下第一磨牙近中根根尖切除长度过长

A. 术前牙片　B. 术后牙片

二、角度

根尖切除应垂直于牙根长轴，斜向根尖切除会导致根尖舌侧被部分切除或者没有切除，同时还可能导致颊侧骨板去除较多，预后不良（图5-70～图5-73）。然而，上下颌磨牙手术时，为了便利地进行后续步骤，根切平面可以向颊侧冠方适当倾斜，形成小于10°的斜面。对于上颌磨牙腭根腭侧入路手术，根切平面还可以同时向近中方向倾斜10°（图5-74，图5-75）。

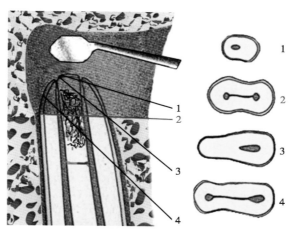

图 5-70　根尖切除角度示意图（2 为正确的根尖切除）

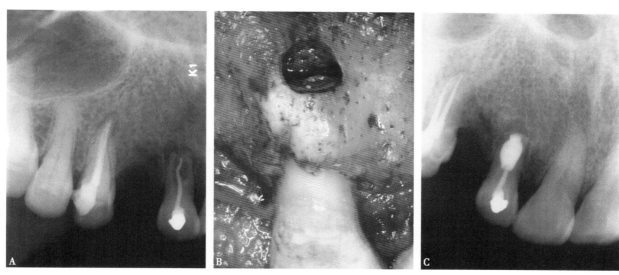

图 5-71　根尖切除合适角度

A. 右上侧切牙术前牙片　B. 根尖切除后　C. 术后牙片

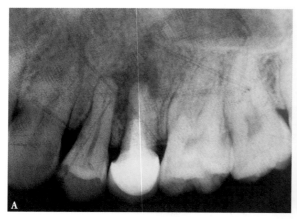
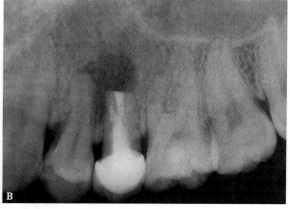

图 5-72 根尖切除合适角度
A. 左上第二前磨牙术前牙片 B. 术后牙片

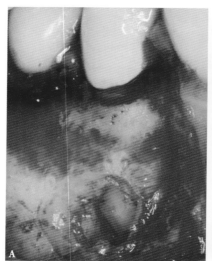
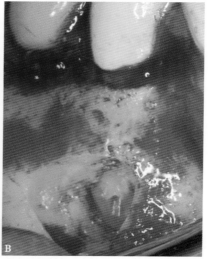

图 5-73 根尖切除角度过大
A. 右下第二前磨牙翻瓣后 B. 根尖切除后

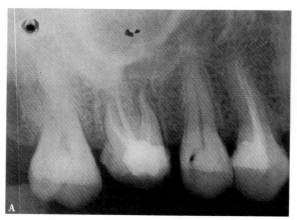

图 5-74 右上第一磨牙腭根根尖切除
A. 术前牙片

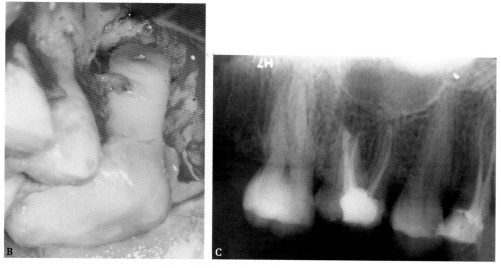

图 5-74　右上第一磨牙腭根根尖切除（续）
B. 腭侧翻瓣，腭根根尖切除后　C. 术后牙片

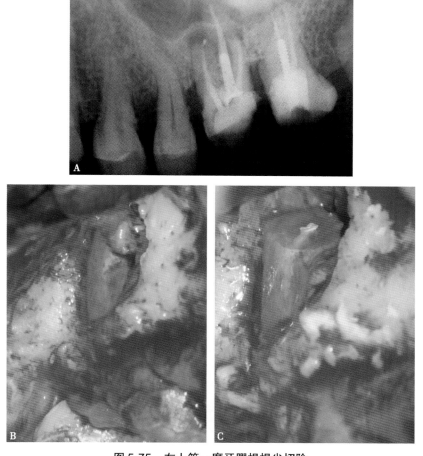

图 5-75　左上第一磨牙腭根根尖切除
A. 术前牙片　B. 腭侧翻瓣　C. 腭根根尖切除示合适角度

三、特殊情况

1. 长根管桩

当根管桩较长而剩余牙胶较短时，为了保证逆行根管充填材料的固位，只能切除少量根尖（图 5-76）。

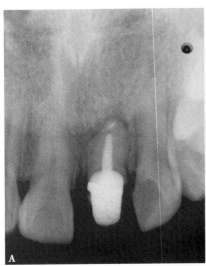 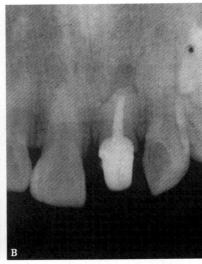 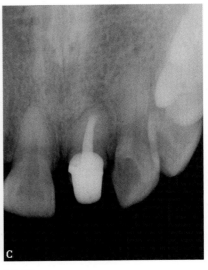

图 5-76　左上中切牙因根管桩过长导致根切长度不足

A. 术前牙片　B. 术后牙片　C. 术后 8 个月随访牙片

2. 根尖骨穿孔

根尖骨穿孔时，应当平齐唇颊侧皮质骨平面切除根尖，既去除暴露根尖，又最大限度保留牙根长度（图 5-77）。

3. 牙根横折和（或）斜折

牙根发生横折和（或）斜折而需要行根尖外科手术时，取出折断根尖后，修整断端为平面即可（图 5-78）。

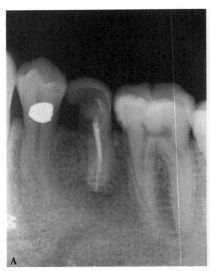 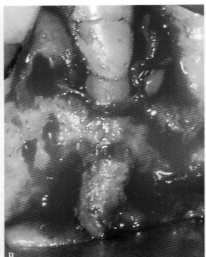 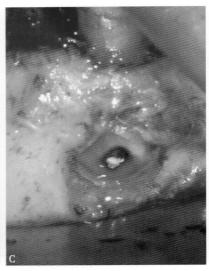

图 5-77　左下第二前磨牙根尖骨穿孔斜向根尖切除

A. 术前牙片　B. 翻瓣　C. 沿颊侧皮质骨表面斜向根尖切除

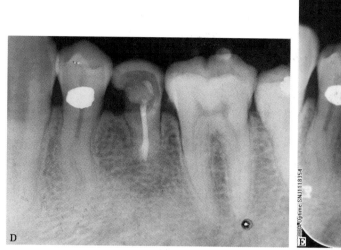

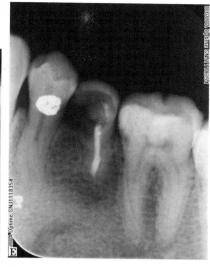

图 5-77　左下第二前磨牙根尖骨穿孔斜向根尖切除（续）

D. 术后牙片　　E. 术后 2 个月随访牙片

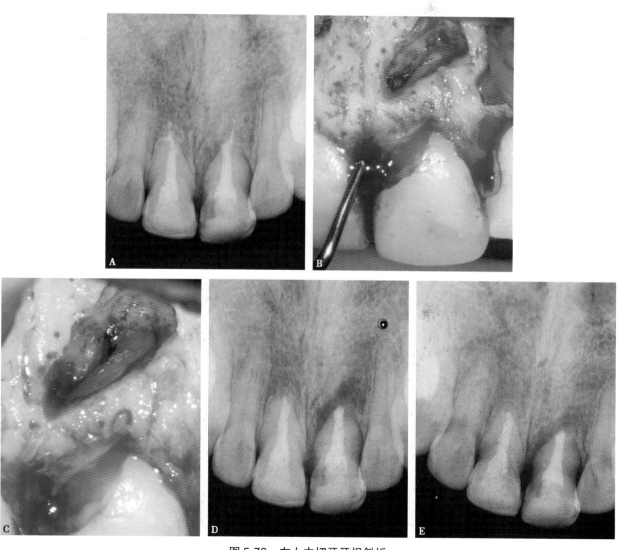

图 5-78　左上中切牙牙根斜折

A. 术前牙片　B. 牙根斜折　C. 取出折断根尖，斜向根尖切除　D. 术后牙片　E. 术后 1 个月随访牙片

第八节 止 血

有效的止血是显微外科手术成功的先决条件,持续的出血使术野模糊,无法完成显微手术。常见止血剂及其用途见表5-2。控制出血可分为术前、术中和术后三个阶段。术中止血最常用肾上腺素棉球,其次是硫酸铁溶液(图5-79)。

表5-2 常用止血剂种类和用途

类型	常用止血剂	用途
机械填塞制剂	骨蜡	
化学试剂	肾上腺素	术前,麻醉剂
		术中,棉球填塞
	硫酸铁	术中,去骨开窗小
生物制剂	凝血酶	
可吸收制剂	硫酸钙	术中,去骨开窗大
	止血明胶	

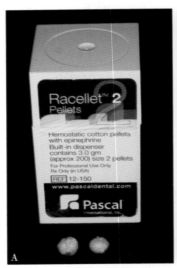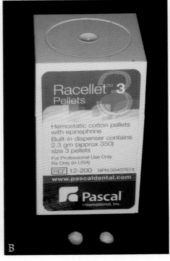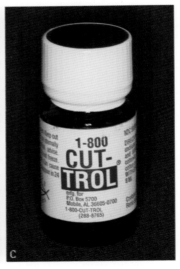

图5-79 止血棉球和止血剂
A. 止血棉球(大) B. 止血棉球(小) C. 硫酸铁止血剂

一、术前

采用含1:50 000肾上腺素的2%盐酸利多卡因溶液作局部浸润麻醉,等待10分钟后开始手术。肾上腺素起效,可以充分收缩血管,止血良好。当瓣膜切开后再试图通过软组织或骨组织内注射肾上腺素来加强止血是无效的。

二、术中

手术过程中,使用肾上腺素棉球轻压于根尖周骨腔中可有效止血(图5-80,5-81)。当不能有效止血时,可以涂抹硫酸铁溶液于出血处。注意缝合前应使用生理盐水清理干净,搔刮骨腔出血,因为硫酸铁大量残留于患处可能引起骨坏死及愈合延迟(图5-82)。

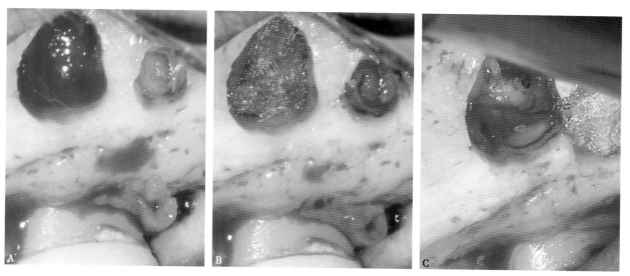

图 5-80　肾上腺素棉球填压止血
A. 去骨开窗后　B. 肾上腺素棉球填压　C. 取出棉球

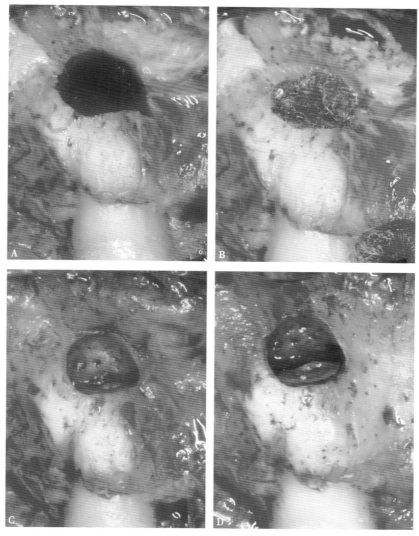

图 5-81　肾上腺素棉球止血
A. 去骨开窗后　B. 填压肾上腺素棉球　C. 取出棉球　D. 止血完成

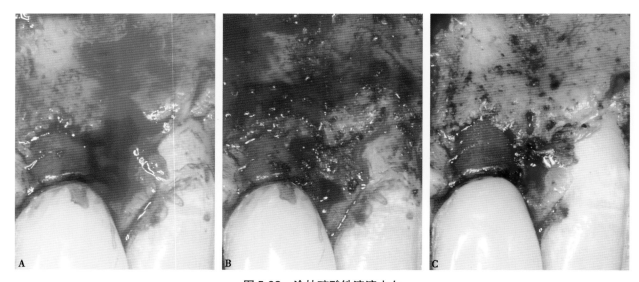

图 5-82 涂抹硫酸铁溶液止血
A. 翻瓣 B. 涂抹硫酸铁溶液止血 C. 冲洗后

三、术后

严密缝合、湿纱布压迫和冷敷术区是术后止血的有效步骤，参见第五章第十四节。

第九节 探 查

一、染色

根尖切除后，亚甲蓝溶液染色，生理盐水冲洗，Stropko 显微三用枪吹干，高倍镜（×16～×25）下使用显微口镜观察，首先确定根切完整与否（图 5-83，图 5-84），然后明确先前治疗失败的原因。

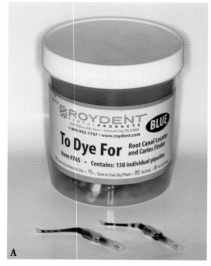
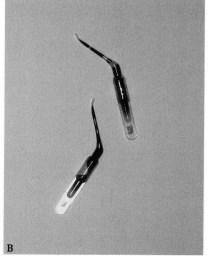

图 5-83 染色
A. 染色剂（大包装） B. 染色剂

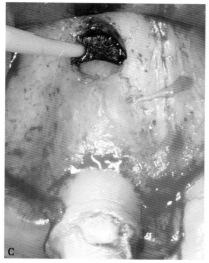
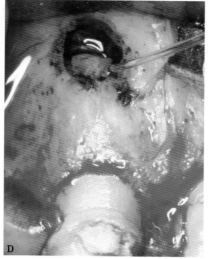
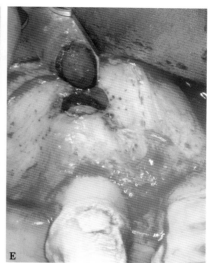

图 5-83　染色（续）
C. 染色　D. 冲洗　E. 探查

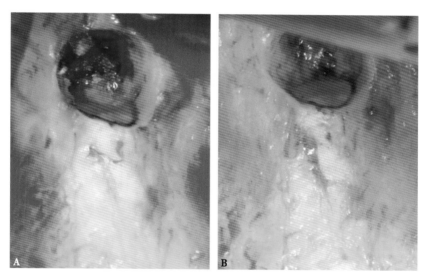

图 5-84　根尖切除不平整，进行修整
A. 染色探查，示根尖切除不平整　B. 断面修整后

二、明确先前治疗失败的原因

1. 微裂 / 根裂

染色后高倍镜下探查，容易发现颊侧的微裂 / 根裂（microfracture/vertical root fracture），结合显微口镜和显微探针可以发现根切断面的微裂 / 根裂。当牙根舌侧、近中和（或）远中侧有明显牙槽骨吸收时，应当使用显微口镜探查，明确有无微裂 / 根裂（图 5-85，图 5-86）。需要注意的是：牙根断面有时因为牙本质的颜色不同而在交界处呈现"隐裂纹"样结构（craze line），染色剂不能着色且显微探针不能探及，并非微裂 / 根裂，可以保留。若仍不能确定，进一步磨除牙根至可以确定处，避免误诊（图 5-87）。

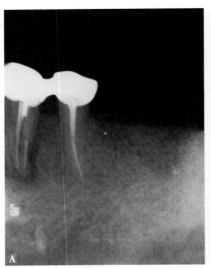
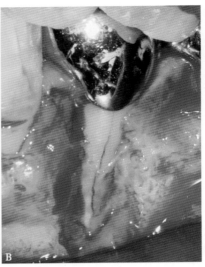

图 5-85　左下第一前磨牙根裂
A. 术前牙片　B. 染色

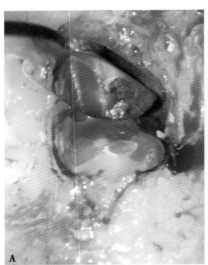
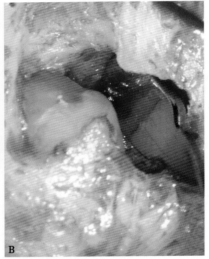

图 5-86　左上尖牙根裂
A. 根切断面见根裂　B. 远中根面见根裂线

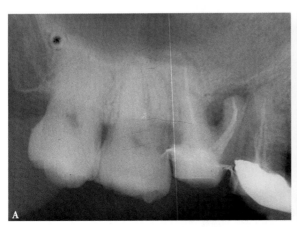
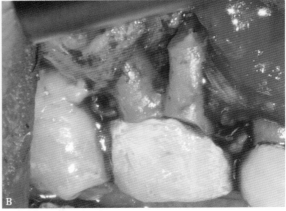

图 5-87　右上第一磨牙近颊根根切断面呈现"隐裂纹"样结构
A. 术前牙片　B. 翻瓣

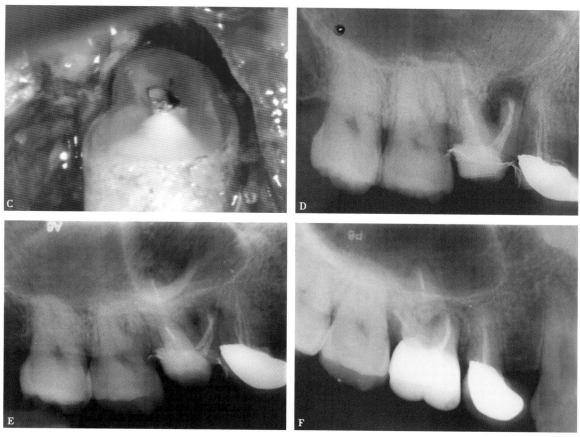

图 5-87　右上第一磨牙近颊根根切断面呈现"隐裂纹"样结构（续）
C. 高倍镜放大探查，排除微裂／根裂　D. 术后牙片　E. 术后 1 个月随访牙片
F. 术后 13 个月随访牙片，示近远颊根尖周痊愈

2.（微）渗漏

（微）渗漏（leakage，microleakage）是根管治疗术失败的主要原因，高倍镜下染色探查比较容易发现（图 5-88，图 5-89）。

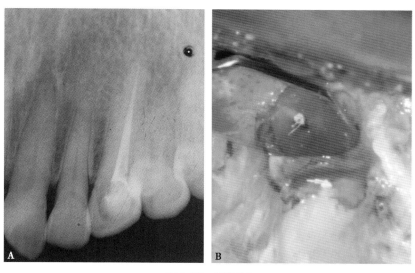

图 5-88　微渗漏
A. 术前牙片　B. 探查

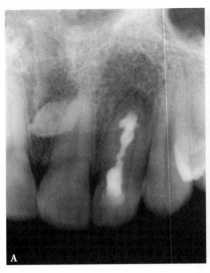
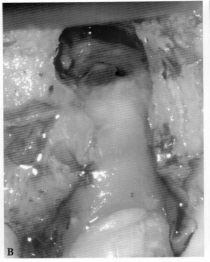
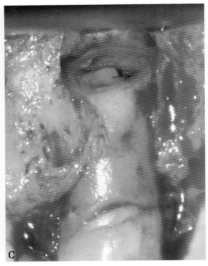

图 5-89 根尖 MTA 屏障因渗漏失败
A. 术前牙片 B. 探查 C. 进一步磨除牙根后探查

3. 根尖周囊肿

翻瓣后根尖周刮治，结合牙片，易确定根尖周囊肿（图 5-90）。

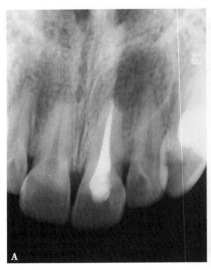
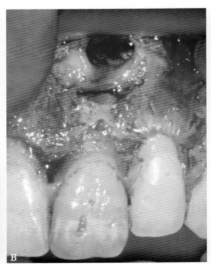
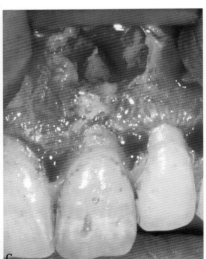

图 5-90 囊肿
A. 术前牙片 B. 翻瓣 C. 根尖刮治后

4. 根管遗漏

上颌磨牙 MB2、下颌前牙舌侧根管、下颌第一磨牙近中中根管容易遗漏，显微镜下清楚可见（图 5-91）。

5. 根管钙化

在牙根断面中央可见着色较深的根管影像，探查较牙本质硬度低（图 5-92，图 5-93）。

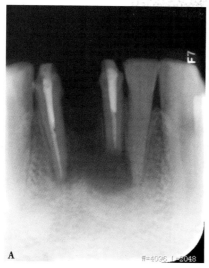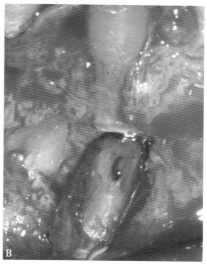

图 5-91　左下中切牙舌侧根管遗漏
A. 术前牙片　B. 探查

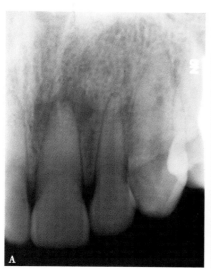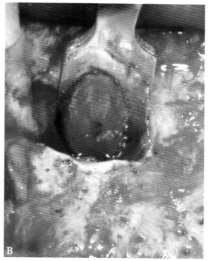

图 5-92　左上中切牙根管钙化
A. 术前牙片　B. 探查

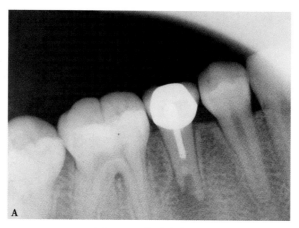

图 5-93　根中段钙化
A. 术前牙片

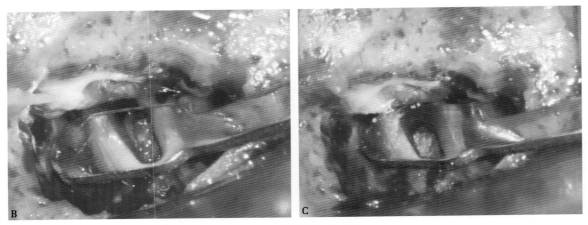

图 5-93　根中段钙化（续）

B. 探查，根中段钙化　C. 逆行根管预备后根管仍然钙化

6. 根尖孔敞开（图 5-94）

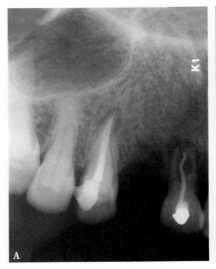
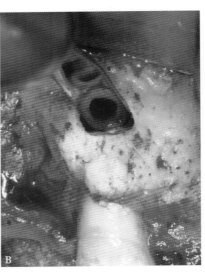

图 5-94　右上侧切牙根管粗大

A. 术前牙片　B. 探查，根尖孔敞开

7. 根尖骨穿孔（图 5-95）

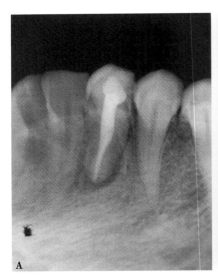
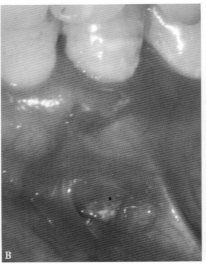
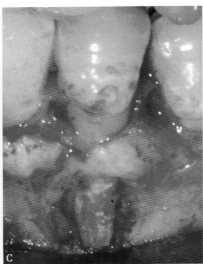

图 5-95　根尖骨穿孔

A. 术前牙片　B. 口内像　C. 翻瓣后

8. 特殊根管系统

（1）管间峡部

有学者 von ArxT 等将管间峡部分为五型，Ⅰ型：没有峡部；Ⅱ型：细线；Ⅲ型：峡部中含根管；Ⅳ型：清晰峡部；Ⅴ型：粗大峡部，似扁根管。比较常见的是Ⅱ型（图 5-96）和Ⅰ型（图 5-97）。

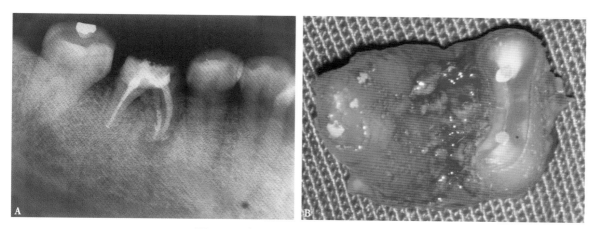

图 5-96 右下第一磨牙近中根管间峡部

A. 术前牙片 B. 拔牙后见峡部

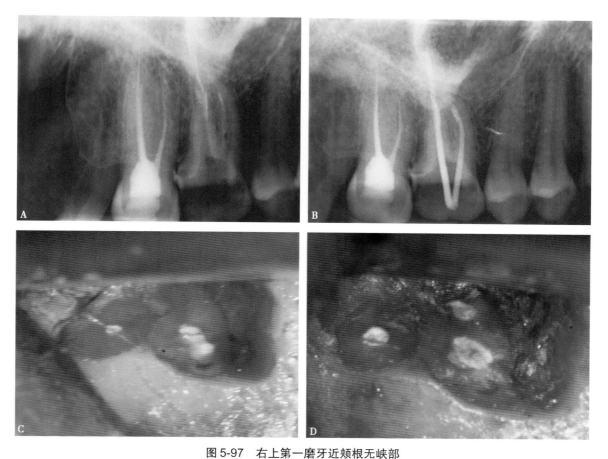

图 5-97 右上第一磨牙近颊根无峡部

A. 术前牙片 B. 根管治疗术中牙片 C. 近颊、远颊根根尖切除后未见峡部 D. 根管逆行充填后

（2）C形根管

除下颌第二磨牙和下颌前磨牙外，上颌第一磨牙近颊根和远颊根融合，可呈现C形根管，探查时容易发现（图5-98，5-99）。

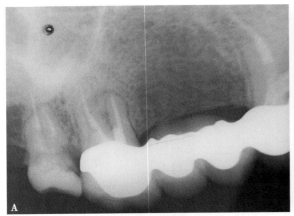
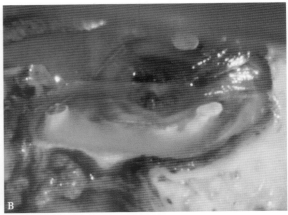

图5-98　右上第一磨牙C形根管（参见图9-14）

A. 术前牙片　B. 近颊远颊根融合，根尖切除后呈现C形根管

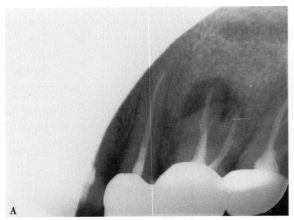
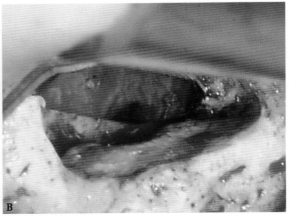

图5-99　左上第一磨牙近远颊根融合无C形根管

A. 术前牙片　B. 近颊远颊根尖切除后未见C形根管

（3）根管侧支

根尖部牙根表面见白点（充填糊剂）、红点（充填牙胶）以及黑点（未充填根管）提示有根管侧支，当牙根舌侧、近中和（或）远中侧有明显牙槽骨吸收时，应当使用显微口镜仔细探查，通常存在根管侧支（图5-100，5-101）。当根管侧支离根切面较近时，可以磨除；若较远，根管侧支需要逆行预备和充填。

（4）畸形舌侧沟

畸形舌侧沟通常伴有窄而深的牙周袋，根尖切除后，需要采用牙周探针从舌侧牙周袋向根方探查，明确牙周袋与根尖周病损是否相通（图5-102）。

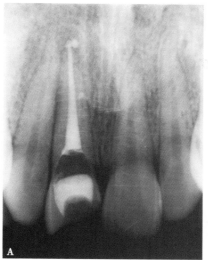
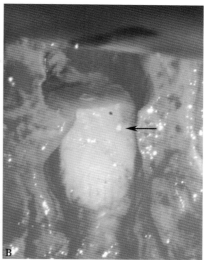

图 5-100　右上中切牙根尖段根管侧支
　　A. 术前牙片　B. 根管侧支(←)

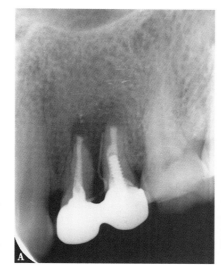
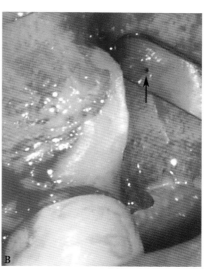

图 5-101　左上第一前磨牙根尖段远中邻面根管侧支
A. 术前牙片　B. 显微口镜探查见根管侧支(↑)

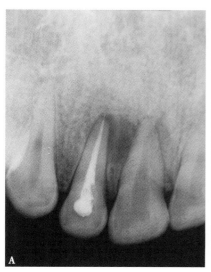
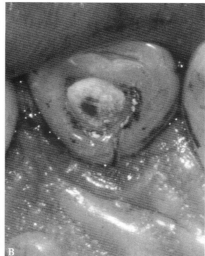
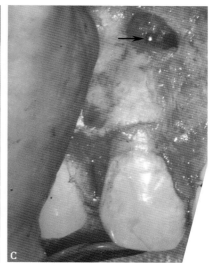

图 5-102　右上侧切牙畸形舌侧沟
　　A. 术前牙片　B. 腭侧口内像　C. 牙周探针(→)探查示舌侧牙周袋与根尖区相通

（5）牙中牙（图5-103）

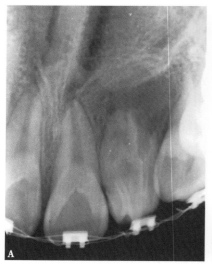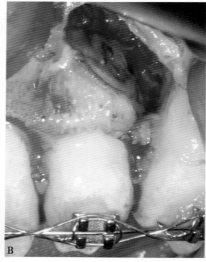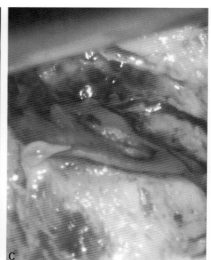

图5-103 左上侧切牙牙中牙畸形
A. 术前牙片 B. 根尖切除 C. 探查

9. 无根管充填（图5-104）

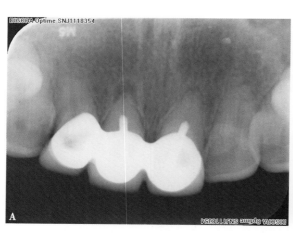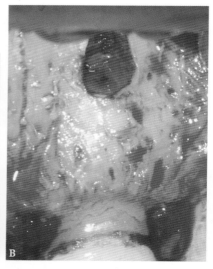

图5-104 上颌中切牙无根管充填
A. 术前牙片 B. 右上中切牙

10. 根管内外分离器械和异物

根管内有分离器械的处理策略参见第六章第三节。当需要外科取出分离器械时，使用锥形金刚砂车针切除根尖，充分暴露且勿触及分离器械，以利于下一步分离器械取出（图5-105）。另外，根管内可能存在X线不阻射的纸捻、棉捻等异物，需要清理、取出。对于根管外分离器械和异物，术前常规采用CBCT进行定位，异物有可能位于黏骨膜中而非牙槽骨内（图5-106，5-107）。

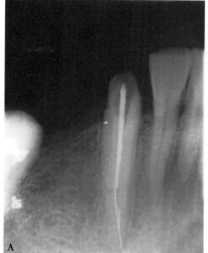
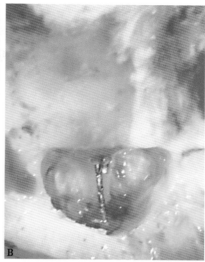

图 5-105 右下尖牙根管内分离器械
　　A. 术前牙片　B. 探查

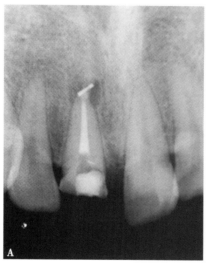
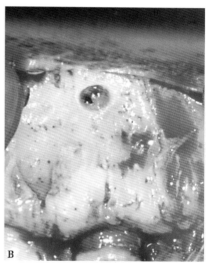

图 5-106 右上中切牙根管外异物
　　A. 术前牙片　B. 探查

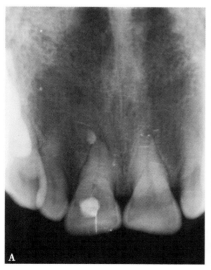
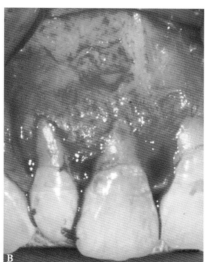
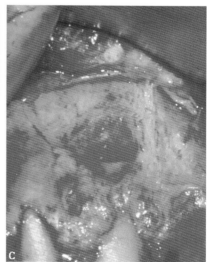

图 5-107 右上中切牙根管外异物
A. 术前牙片　B. 翻瓣后根尖区探查,未见异物　C. 黏骨膜瓣根尖区对应处见白色异物

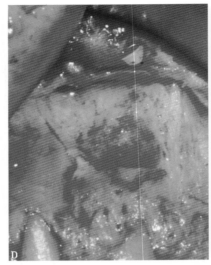
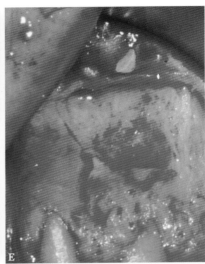

图 5-107　右上中切牙根管外异物
（续）
D. 切开骨膜，分离异物　E. 取出异
物，为树脂材料

11. 旁穿（图 5-108）

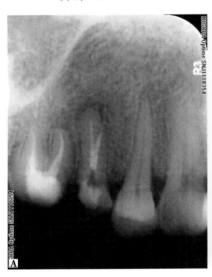
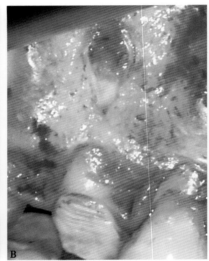
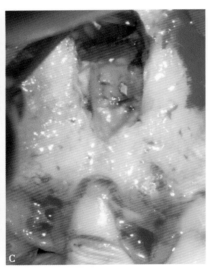

图 5-108　右上第二前磨牙旁穿
A. 术前牙片　B. 翻瓣后见根管旁穿的牙胶　C. 去除牙胶见旁穿处

12. 欠填（图 5-109，图 5-110）

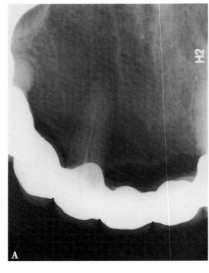
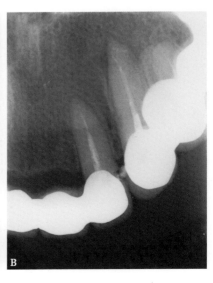

**图 5-109　右上侧切牙、左上侧切牙和
尖牙根管欠填**
A. 右上侧切牙术前牙片　B. 左上侧
切牙和尖牙术前牙片

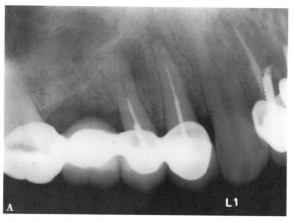

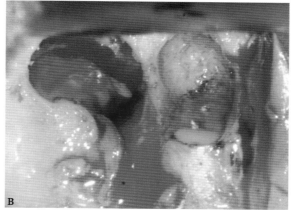

图5-110　右上第一、第二前磨牙根管欠填

A. 术前牙片　B. 术中探查

13. 超填（图5-111）

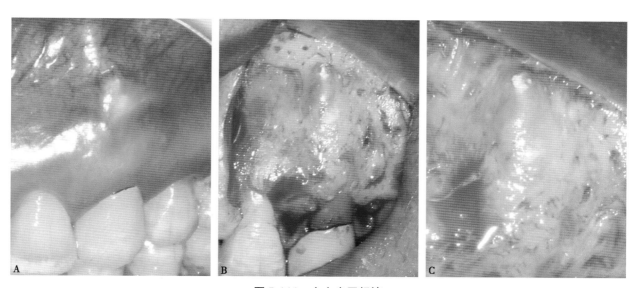

图5-111　左上尖牙超填

A. 术前口内像　B. 翻瓣　C. 探查见糊剂和牙胶超填

14. 根折（图 5-112）

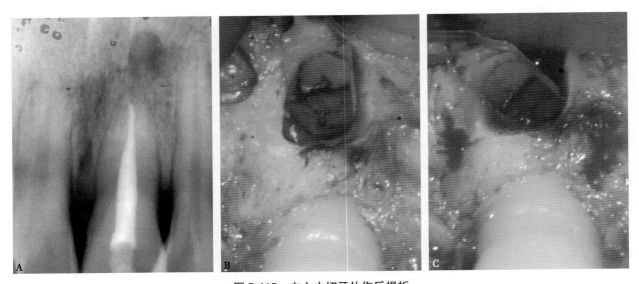

图 5-112 左上中切牙外伤后根折
A. 术前牙片 B. 探查见近远中向裂纹 C. 进一步根尖切除仍见裂纹

15. 外吸收（图 5-113）

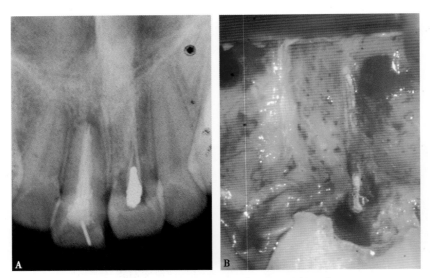

图 5-113 左上中切牙外伤后牙根替代性吸收
A. 术前牙片 B. 探查

16. 牙骨质撕裂

牙骨质撕裂（cemental tear）是指牙骨质片与牙根表面分离的现象，可能原因有牙骨质发育缺陷、增龄性变化、殆创伤和牙周炎。临床检查和牙片以诊断牙骨质撕裂，必要时翻瓣探查，显微镜下容易诊断（图 5-114）。

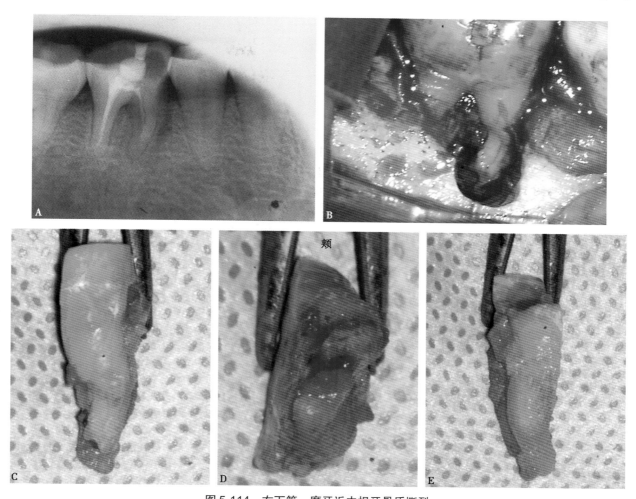

图 5-114　右下第一磨牙近中根牙骨质撕裂
A. 术前牙片　B. 探查　C. 半切术后近中部分颊侧观　D. 根侧观　E. 舌侧观

17. 先前手术失败（图 5-115）

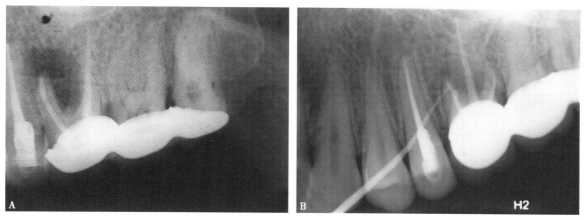

图 5-115　左上第一磨牙近颊根根尖外科手术失败
A. 第一次手术后即刻牙片　B. 术后 7 个月随访牙片示手术失败

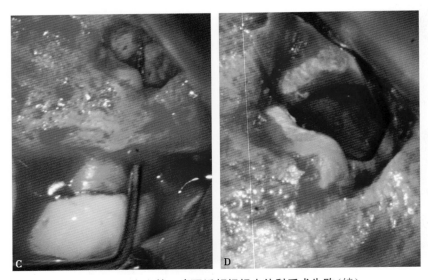

图 5-115　左上第一磨牙近颊根根尖外科手术失败（续）
C. 二次手术翻瓣后牙周探针示根分叉病变　D. 显微口镜下探查见 MTA 逆行充填良好

18. 复合型

根管治疗术失败有可能是多种因素导致，探查时应全面勿遗漏（图 5-116～图 5-118）。

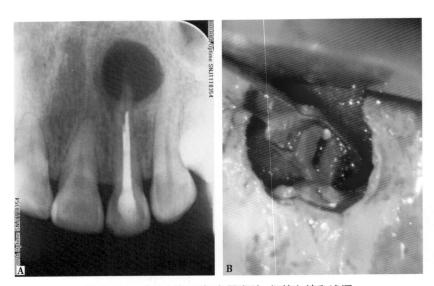

图 5-116　左上侧切牙根尖周囊肿、根管欠填和渗漏
A. 术前牙片　B. 探查

19. 不确定

当探查未能发现以上任何情况时，应当按照流程完成根尖外科手术，随访以确定疗效（图 5-119）。

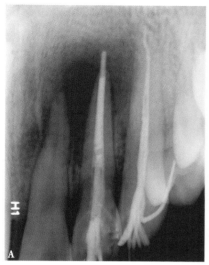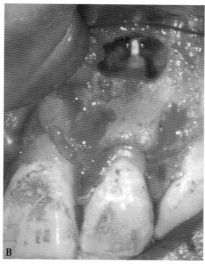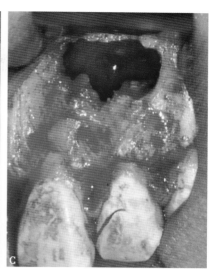

图 5-117　左上侧切牙根尖周囊肿和超填

A. 术前牙片　B. 探查见牙胶超填　C. 囊肿剥离后

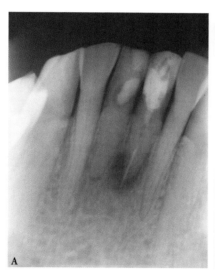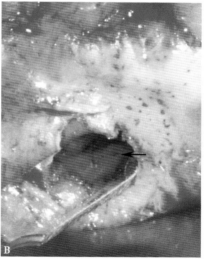

图 5-118　左下中切牙超填和根管遗漏

A. 术前牙片示超填　B. 探查示舌侧根管遗漏（←）

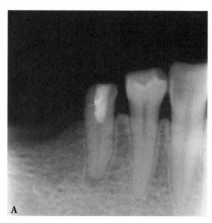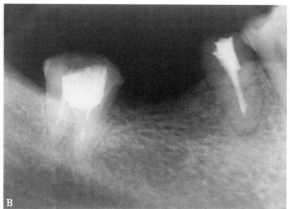

图 5-119　右下第二前磨牙根管治疗术失败原因不确定

A. 术前牙片　B. 根管治疗术完成后牙片

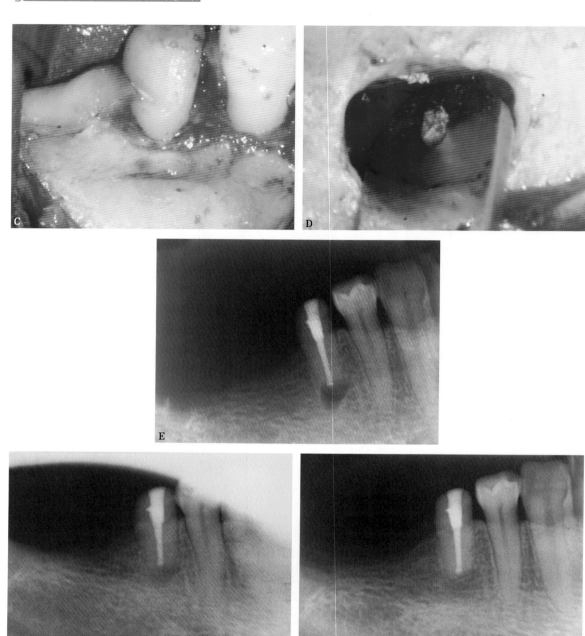

图 5-119　右下第二前磨牙根管治疗术失败原因不确定（续）

C. 翻瓣　　D. 探查未见明显失败原因　　E. 术后牙片　　F. 3 个月随访牙片　　G. 12 个月随访牙片

第十节　根管逆行预备

一、预备过程

　　根管逆行预备应该在直视下进行，首先调整椅位和显微镜至可以直视根切断面位置。然后在低放大倍数（×4）下将合适的超声工作尖置于断面根管处，确认工作尖顺牙根长轴方向，在中等放大倍数下（×10～×12）开始预备。预备过程中，使用显微口镜确定预备位于根管内。预备完成后，显微充填器压实洞底牙胶等，确认深度达 3mm，然后在高倍放大（×20～×24）下探查，明确为标准 I 类洞、无旁穿、洞壁清理干净无牙胶等残留（图 5-120，图 5-121）。

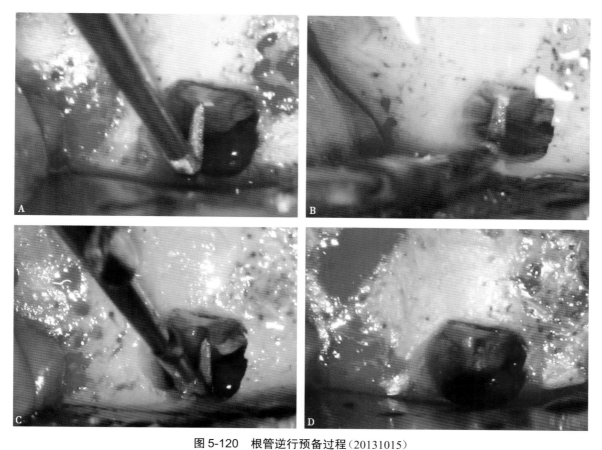

图 5-120 根管逆行预备过程（20131015）

A. 放置超声工作尖至颊侧根管 B. 逆行预备 C. 超声工作尖向舌侧移动,预备峡部和舌侧根管 D. 预备完成

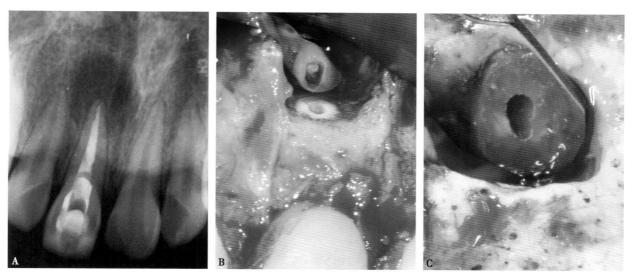

图 5-121 确定洞壁是否清理干净

A. 术前牙片 B. 见洞底牙胶,确定预备方向无误 C. 确定洞壁牙胶清理干净

二、预备深度

1. 常规 3mm

有研究（Kim S，Pecora G，Rubinstein RA. Color atlas of microsurgery in endodontics. Philadelphia：W.B. Saunders，2001）表明：当根管逆行预备和充填达 3mm 时，银汞合金、SuperEBA、IRM 和 MTA 等材料与根管壁间无微渗漏形成，可以确保良好根尖封闭；当深度小于 3mm 时，根尖封闭效果降低；当深度大于 3mm 时，根尖封闭效果与 3mm 时相当。因此，根管逆行预备深度常规为 3mm（图 5-122～图 5-124）。

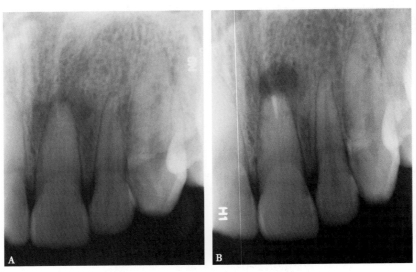

图 5-122 根管逆行预备深度常规为 3mm
A. 左上中切牙术前牙片 B. 术后牙片

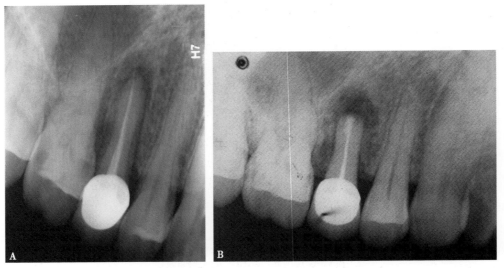

图 5-123 根管逆行预备深度常规为 3mm
A. 右上第二前磨牙术前牙片 B. 术后牙片

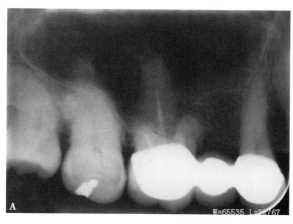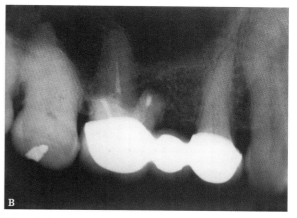

图 5-124　根管逆行预备深度常规为 3mm
A. 右上第一磨牙术前牙片　B. 术后牙片

2. 小于 3mm

当根管桩较长而剩余根管不足 6mm 时，根尖切除会小于 3mm，根管逆行预备至根管桩末端，深度也会小于 3mm（图 5-125）。

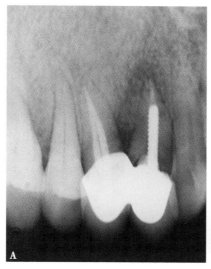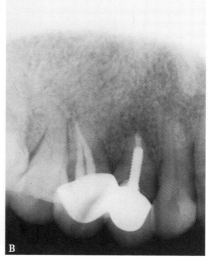

图 5-125　根管桩过长导致逆行预备长度较短
A. 右上尖牙术前牙片　B. 术后牙片

3. 大于 3mm

当术前未行根管充填时，逆行预备应尽量至根管全长甚至达髓腔（参见第三章第一节），此时需要工作长度大于 3mm 的超声工作尖。可以使用预弯器弯制个性化方向和长度的 Jetip 工作尖（3，4，5，6mm），对于更长的根管预备，可以用止血钳将超声 K 锉弯制个性化工作尖，然后进行根管逆行预备（图 5-126～图 5-128）。

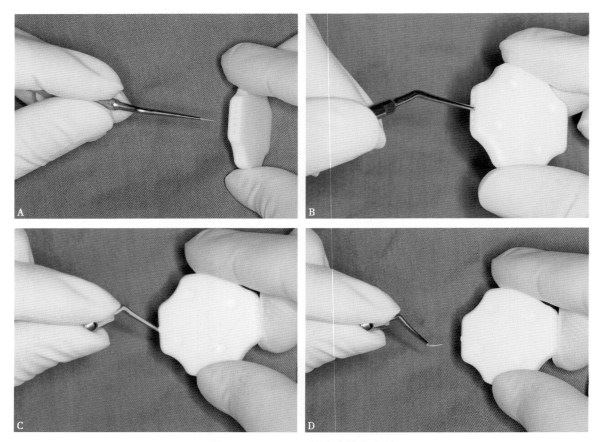

图 5-126　JeTip 工作尖个性化弯制
A. 弯制前　B. 插入合适深度洞形中　C. 弯制　D. 弯制完成

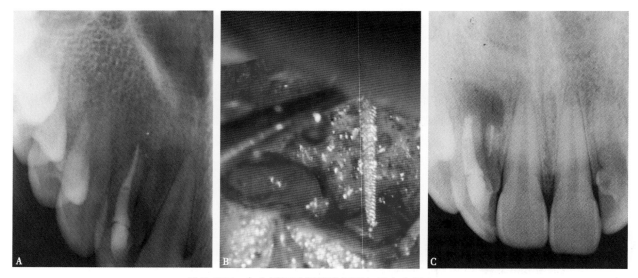

图 5-127　右上侧切牙根管逆行预备深度大于 3mm
A. 术前牙片　B. 采用工作长度为 5mm 的超声工作尖进行逆行预备　C. 术后牙片

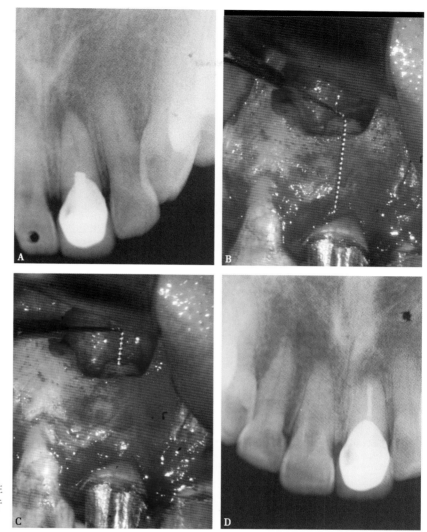

**图 5-128　左上中切牙使用自制工作
尖进行根管逆行预备**
A. 术前牙片　B. 将超声 K 锉弯制个性
化工作尖,工作长度约 6mm　C. 逆行
根管预备　D. 术后牙片

三、预备方向

预备时,应当结合牙根长轴方向、手感、预备残屑、显微口镜探查等多种方式,使逆行预备位于根管内,避免方向偏移,影响根尖封闭(图 5-129,图 5-130)。

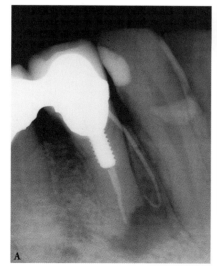

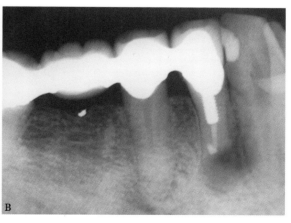

图 5-129　右下第一前磨牙根管逆行预备方向偏移
A. 术前牙片　B. 术后牙片

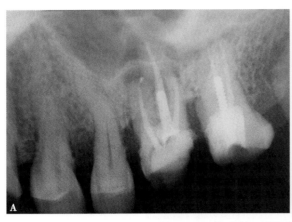
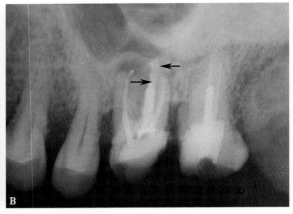

图 5-130　左上第一磨牙腭根根管逆行预备方向偏移

A. 术前牙片　B. 术后牙片（→腭根充填牙胶，←根管逆行充填 MTA）

四、预备直径

1. 常规

根据根管直径选择合适粗细超声工作尖，Jetip 通用型超声工作尖适合大多数情况（图 5-131）。

2. 粗大

对于粗大根管，如上颌前牙、牙根未发育完成的牙齿等，使用粗型超声工作尖（图 5-132）。

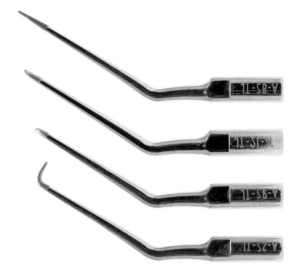

图 5-131　Jetip 通用型超声工作尖（从上下依次是未弯制型、左弯型、右弯型、直型）

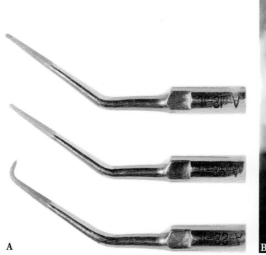
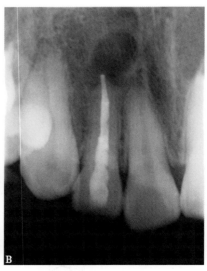

图 5-132　Jetip 粗型超声工作尖逆行预备

A. 粗型超声工作尖　B. 右上侧切牙术前牙片

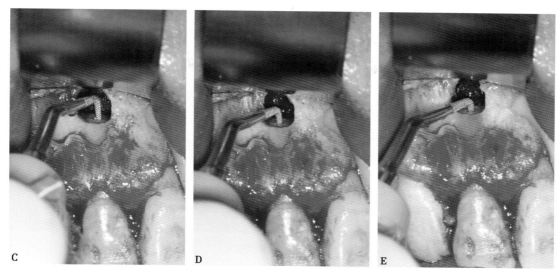

图 5-132 Jetip 粗型超声工作尖逆行预备（续）

C. 开始预备 D. 预备中 E. 预备近完成

3. 细小

对于根管侧支、管间峡部、细小根管的情况,应当使用细型超声工作尖,避免牙本质切削过多导致旁穿、根裂等(图 5-127,图 5-133～图 5-135)。

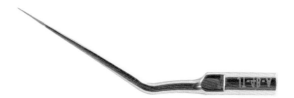

图 5-133 细型超声工作尖

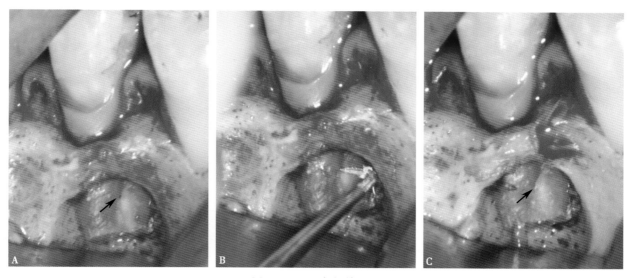

图 5-134 预备根管侧支

A. 根管侧支(→) B. 逆行预备 C. 预备后

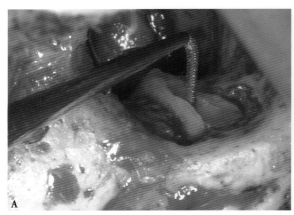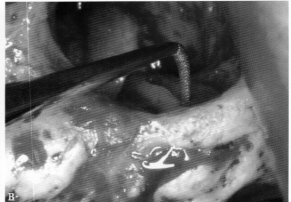

图 5-135 管间峡部
A. 峡部预备 B. 根管预备

五、不同牙位

1. 直型

直型超声工作尖应用于上颌前牙（图 5-136）。

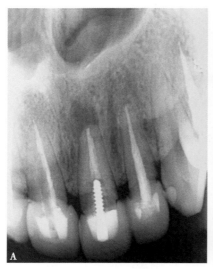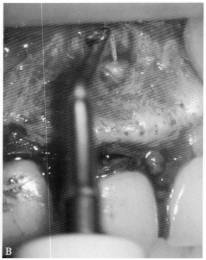

图 5-136 左上中切牙使用直型超声工作尖
A. 术前牙片 B. 根管逆行预备中

2. 左弯型

左弯型超声工作尖应用于左上后牙、右上后牙和右下后牙（图 5-137～图 5-139）。

3. 右弯型

右弯型超声工作尖应用于左下后牙和下前牙（图 5-140～图 5-142）。

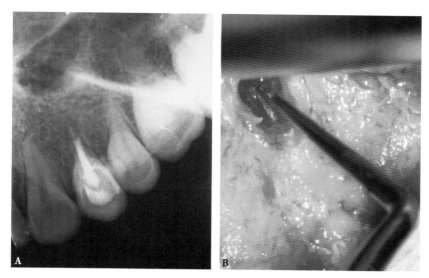

图 5-137 左上前磨牙
A. 术前牙片 B. 预备中

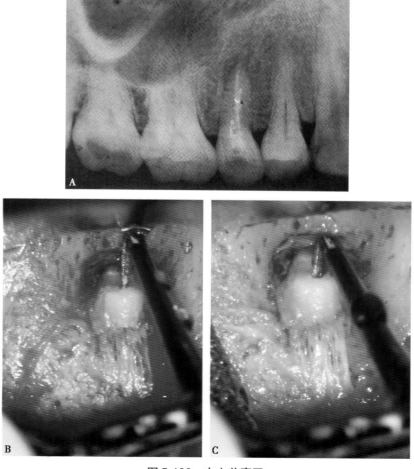

图 5-138 右上前磨牙
A. 术前牙片 B. 工作尖定位 C. 预备中

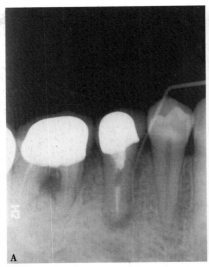
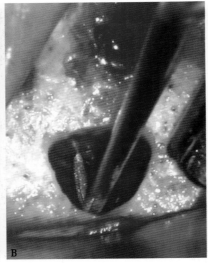
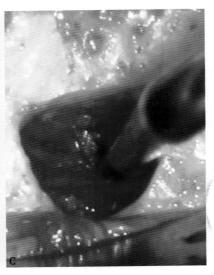

图 5-139 右下前磨牙
A. 术前牙片 B. 工作尖定位 C. 预备中

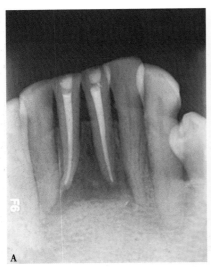
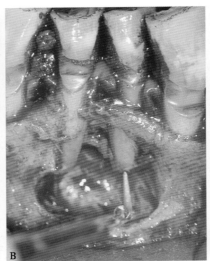
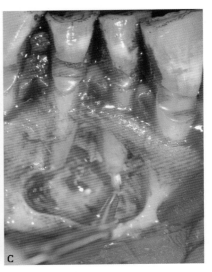

图 5-140 下前牙
A. 术前牙片 B. 工作尖定位 C. 预备中

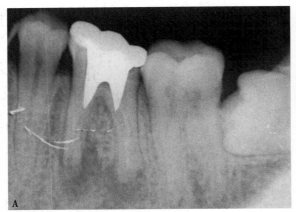
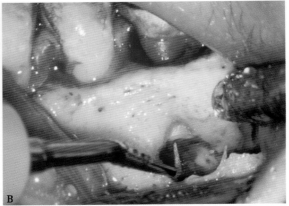

图 5-141 左下磨牙
A. 术前牙片 B. 预备中

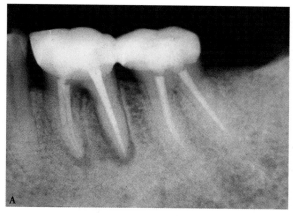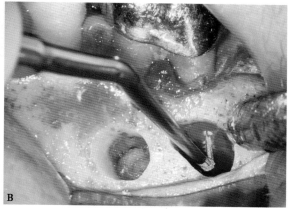

图 5-142　左下磨牙
A. 术前牙片　B. 预备中

另外，在预备过程中应当避免工作尖分离，要点有：使用合适功率，带水不空震，沿根管方向轻触根管内牙胶，勿使用侧向力，避免碰撞其他物体（图 5-143）。

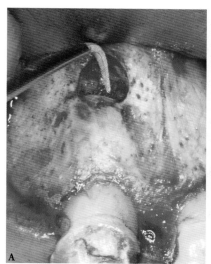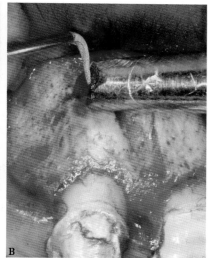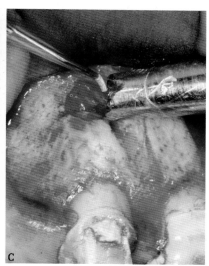

图 5-143　预备过程中超声工作尖折断分离
A. 预备中　B. 超声工作尖碰及吸引器　C. 超声工作尖折断分离

第十一节　根管逆行充填

根管逆行预备完成后，清理骨隐窝，必要时再次止血，Stropko 显微三用枪吹干根管，采用合适逆行充填材料进行根管逆行充填。

一、MTA

调拌 MTA，使用 MTA 成形器，潮湿纱布覆盖，在中等放大倍数（×10～×12）下使用显微充填器进行根管逆行充填，注意分层压紧充填材料，勿留下间隙，并用小棉球和挖匙去除根管外多余 MTA，勿冲洗，残余材料会被机体吸收（图 5-144～图 5-148）。

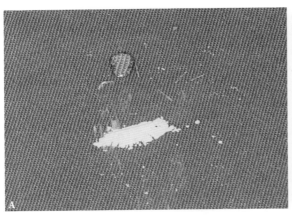
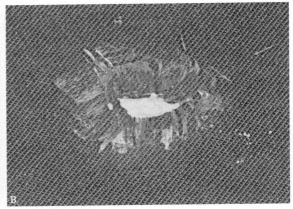

图 5-144 MTA 调拌

A. 调拌前 B. 调拌后

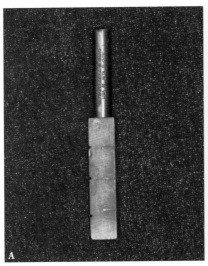
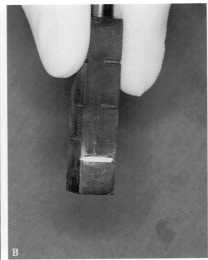
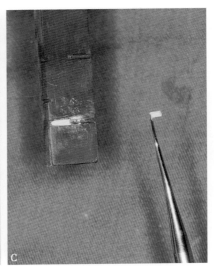

图 5-145 MTA 成形

A. 成型器 B. MTA 成形 C. MTA 输送

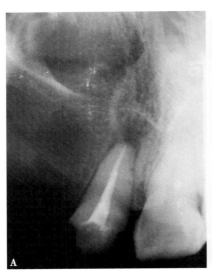
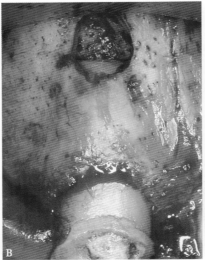
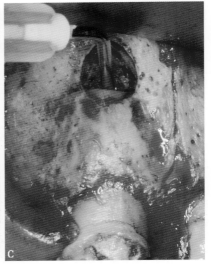

图 5-146 MTA 逆行根管充填

A. 术前牙片 B. 根管预备完成 C. 吹干

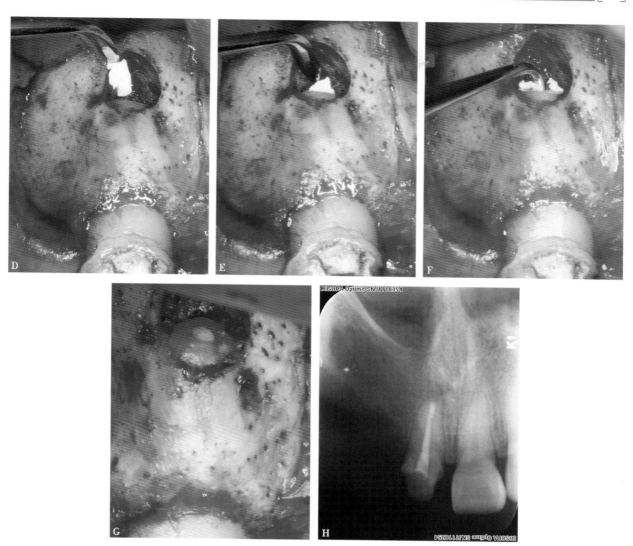

图 5-146 MTA 逆行根管充填（续）

D. MTA 送至根尖区 E. 逆行充填 F. 压实 G. 充填完成 H. 术后牙片

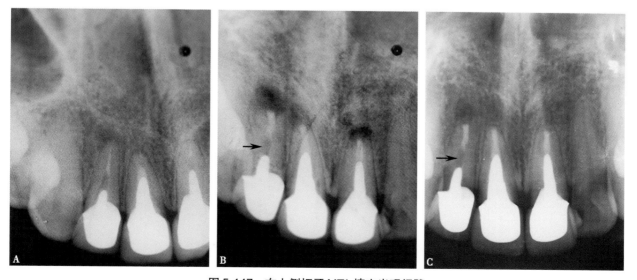

图 5-147 右上侧切牙 MTA 填充出现间隙

A. 术前牙片 B. 术后牙片（→） C. 术后 10 个月随访牙片示根尖周愈合中，较中切牙愈合慢

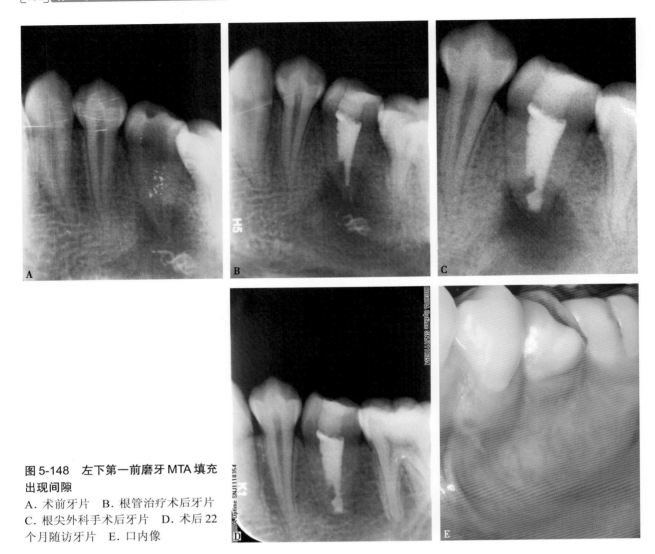

图 5-148 左下第一前磨牙 MTA 填充出现间隙
A. 术前牙片 B. 根管治疗术后牙片
C. 根尖外科手术后牙片 D. 术后 22 个月随访牙片 E. 口内像

二、生物陶瓷

生物陶瓷类材料无需调拌，直接取合适材料，在玻璃板上搓成条索状，显微充填器截取 2mm 条段，逐层压实，逆行充填根管（图 5-149，图 5-150）。

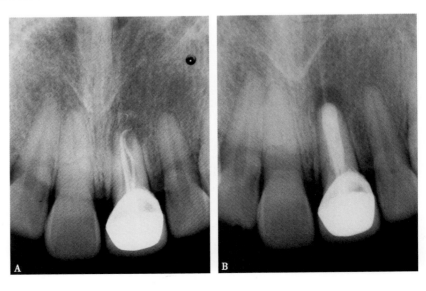

图 5-149 左上中切牙
A. 术前牙片 B. 术后牙片

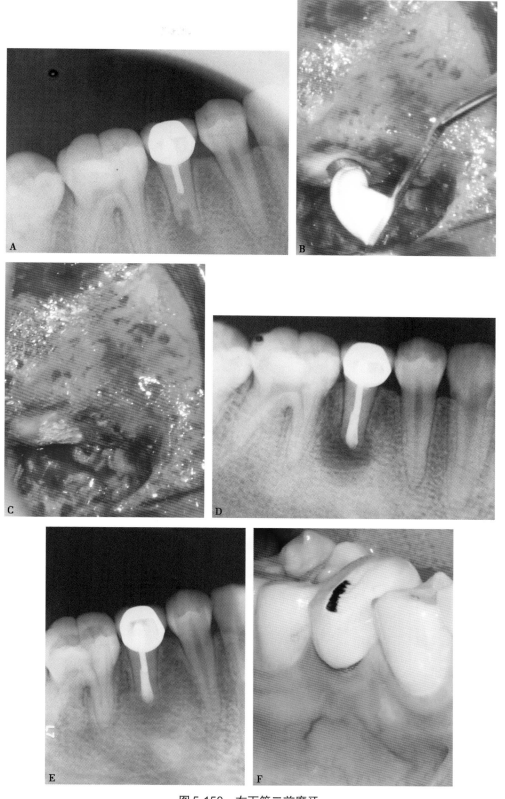

图 5-150　右下第二前磨牙
A. 术前牙片　B. 生物陶瓷送至根尖区　C. 充填完成
D. 术后牙片　E. 术后 13 个月随访牙片　F. 口内像

三、树脂/复合体

在一些特殊情况下，如洞形浅无良好固位形时，需要使用树脂充填，推荐使用根管外科专用树脂 Retroplast 或复合体 Gerostore，也可酸蚀后使用牙体修复用纳米树脂。充填前应该彻底止血和清理，术中保持术区干燥，避免污染，术后可以使用抛光车针进行修复体的修整抛光（图 5-151）。

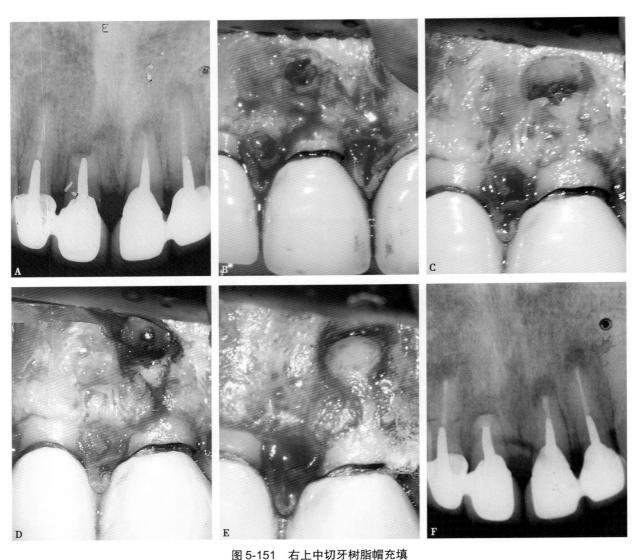

图 5-151　右上中切牙树脂帽充填

A. 术前牙片　B. 翻瓣　C. 根尖刮治　D. 探查见根管桩平齐根端　E. 树脂逆行充填，形成树脂帽　F. 术后牙片

第十二节　引导骨组织再生术

引导骨组织再生术（Guided bone regeneration，GBR）通过在骨缺损处放置自体骨、异体骨、人工骨等骨（替代）材料，其上再覆盖屏障膜，利用其阻隔和保护功能，在膜下方形成一个稳定空间，阻止结缔组织的长入，成骨细胞优先生长，骨组织获得再生。GBR 也应用于根管外科手术中，促进根尖周和根周牙槽骨再生。有时可以不使用骨（替代）材料而仅用屏障膜。

一、适应证

1. 解剖因素、牙周炎以及正畸移动等导致的唇侧骨板缺损（图 5-153）；
2. 唇颊至舌腭侧穿通病损（through-and-through bone defect）（图 5-152）；

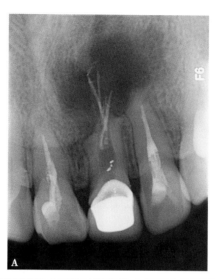

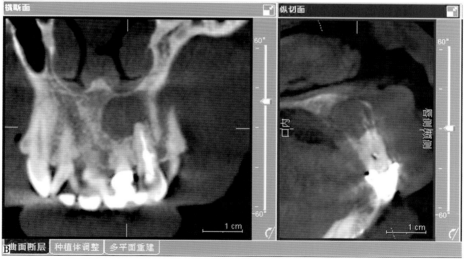

图 5-152 左上中切牙根尖区穿通病损
A. 术前牙片 B. CBCT

3. 其他：根尖周炎症导致邻近种植体周围炎（图 5-154）；
4. 根尖周大范围病损是否采用 GBR 有争议。

二、典型病例

右上前牙区反复肿胀，窦道不愈。检查见右上尖牙已拔除，固定桥修复，牙槽骨内残余牙片；右上第一前磨牙根尖斜折。首先拆除固定桥，完成右上侧切牙和第一前磨牙根管治疗，以及两牙和右上中切牙根尖外科手术；然后拔除残余牙片；最后采用 GBR 方法修复缺牙区和根尖手术区牙槽骨缺损（图 5-153）。

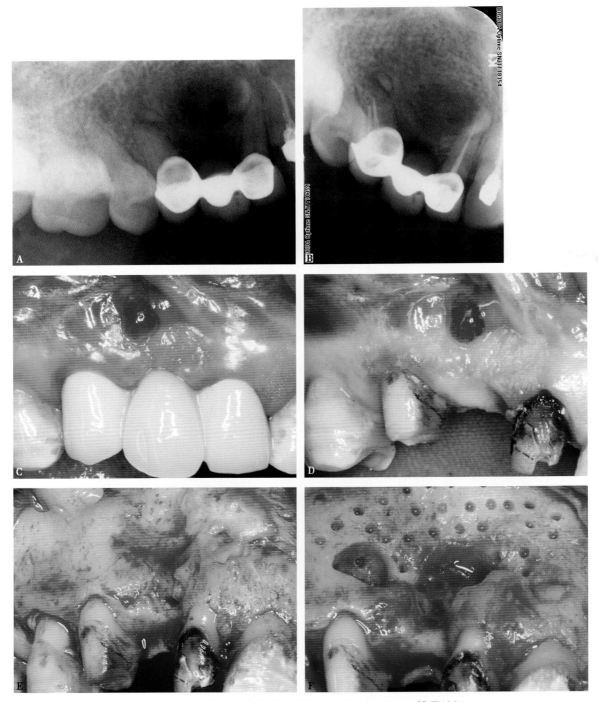

图 5-153 采用 GBR 方法修复缺牙区和根尖手术区牙槽骨缺损

A. 术前牙片　B. 根管治疗术完成后牙片　C. 口内像　D. 拆除固定桥

E. 完成右上中切牙、侧切牙和第一前磨牙根尖手术　F. 皮质骨板钻孔出血

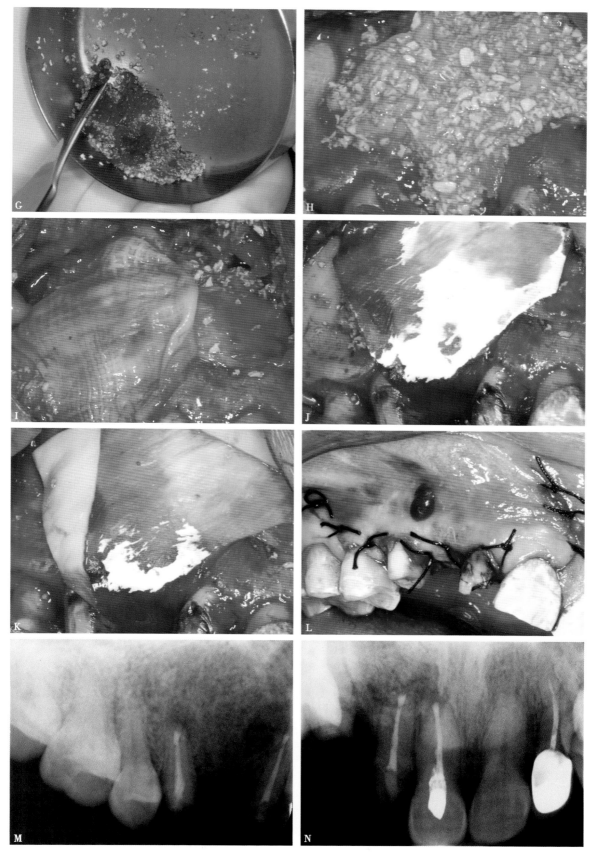

图 5-153　采用 GBR 方法修复缺牙区和根尖手术区牙槽骨缺损（续）

G. 制备骨粉　H. 骨粉覆盖缺牙区以及根尖周区骨缺损　I. CGF 膜覆盖　J. 胶原膜覆盖
K. 血液湿润胶原膜　L. 缝合　M. 术后牙片　N. 术后牙片

左下第二前磨牙根尖周囊肿，波及邻近种植体。前磨牙完成根尖外科手术，专用器械刮治种植体。然后填塞骨粉，覆盖胶原膜。术后随访显示根尖周和种植体周围完全愈合（图5-154）。

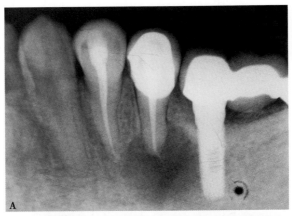

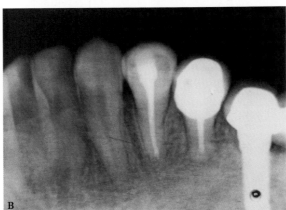

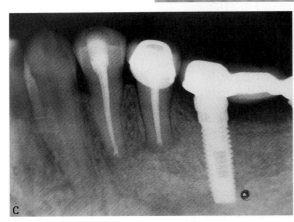 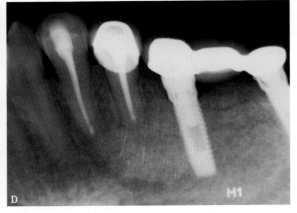

图5-154　下颌前磨牙囊肿、种植体周围炎行GBR
A. 术前牙片　B. 术后即刻牙片　C. 术后3个月随访牙片　D. 术后20个月随访牙片

第十三节　缝　　合

逆行充填完成后，搔刮骨隐窝出血，然后将黏骨膜瓣复位，采用湿润纱布轻压瓣膜上，去除瓣膜下的积血和液体，使瓣膜紧贴骨面。

一、缝线

推荐使用5-0单股丝线，肉眼或者头戴式放大镜下缝合即可（图5-155）。

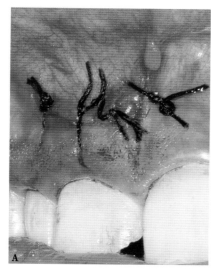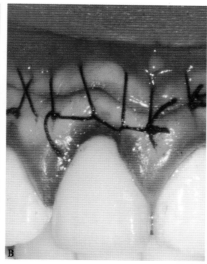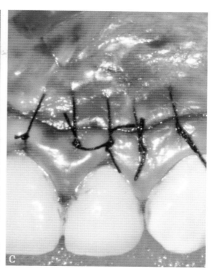

图 5-155　不同粗细缝合线比较
A. 4-0 缝线　　B. 5-0 缝线　　C. 6-0 缝线

二、缝合方法

首先将垂直切口牙龈乳头处缝合，然后根方再缝合一针以减少张力，随后采用悬吊缝合法（龈沟内切口）或者间断缝合法（膜龈切口）缝合水平切口，间断或者毯式缝合法缝合垂直切口。

1. 间断缝合（图 5-156，图 5-157）

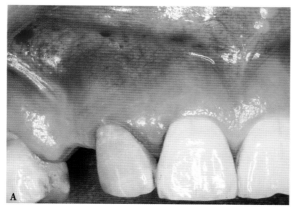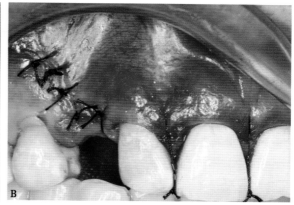

图 5-156　间断缝合
A. 术前口内像　　B. 缝合完成

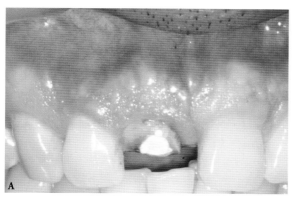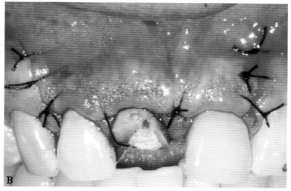

图 5-157　间断缝合
A. 术前口内像　　B. 缝合完成

2. 毯式缝合（图 5-158，图 5-159）

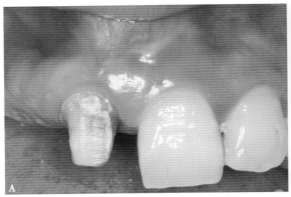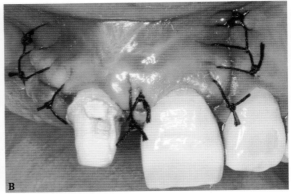

图 5-158　垂直切口毯式缝合
A．术前口内像　B．缝合完成

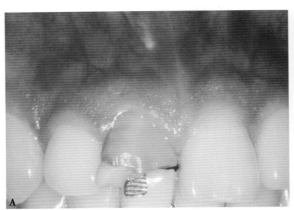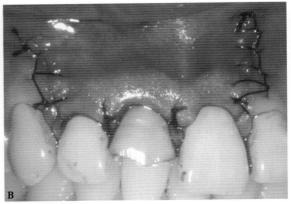

图 5-159　垂直切口毯式缝合
A．术前口内像　B．缝合完成

3. 悬吊缝合（图 5-160～图 5-162）

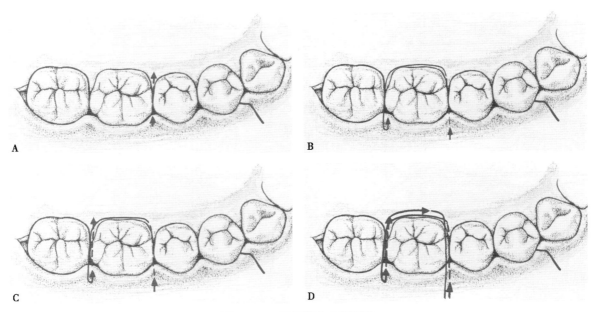

图 5-160　悬吊缝合（示意图）

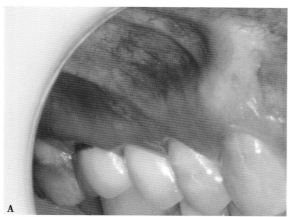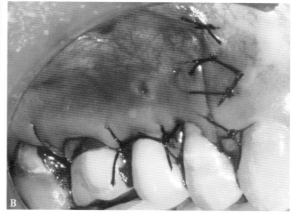

图 5-161　右上第一磨牙近远中龈乳头悬吊缝合
A. 术前口内像　B. 缝合完成

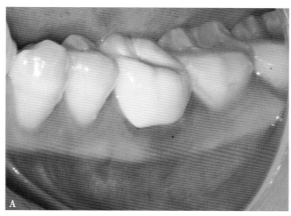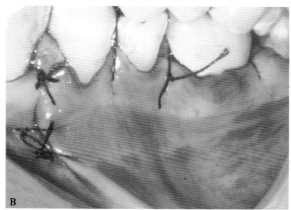

图 5-162　左下第一磨牙近远中龈乳头悬吊缝合
A. 术前口内像　B. 缝合完成

4. 新式间断缝合法

当前牙采用龈沟内水平切口时，常规行间断缝合，邻接点根方打结后龈乳头受缝线的根方压力，可能会导致牙龈退缩。因此，建议间断缝合时在邻接点冠方打结，向冠方提拉龈乳头完全复位，可以保持龈乳头位置，避免牙龈退缩（图 5-163～图 5-166）。

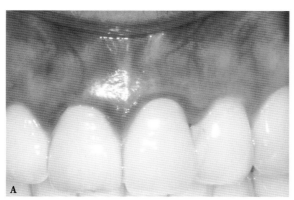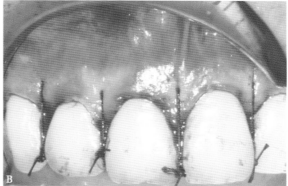

图 5-163　新式间断缝合法
A. 术前口内像　B. 缝合完成

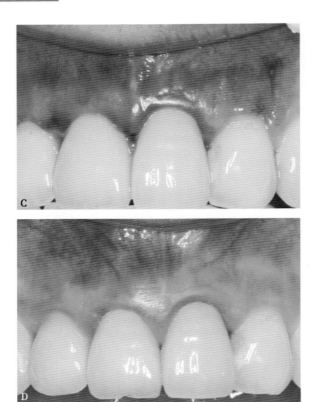

图 5-163 新式间断缝合法（续）

C. 拆线后即刻 D. 术后 10 个月随访

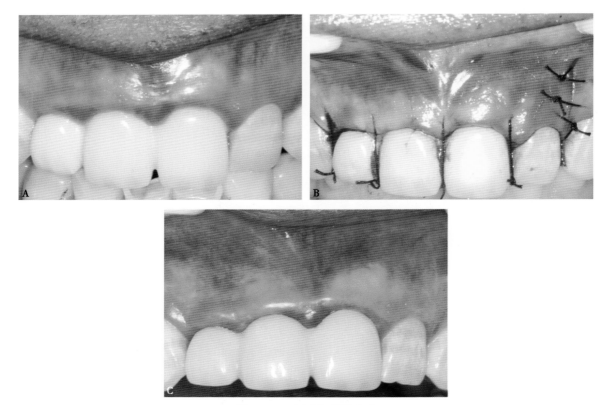

图 5-164 新式间断缝合法

A. 术前口内像 B. 缝合完成 C. 术后 12 个月随访

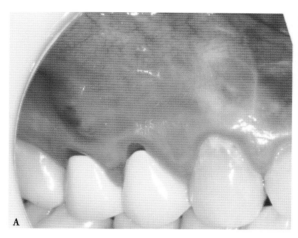
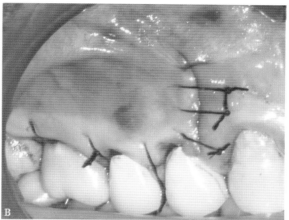

图 5-165　新式间断缝合法
A. 术前口内像　B. 缝合完成

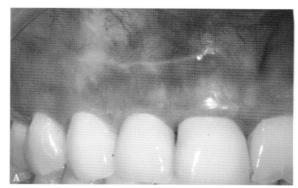
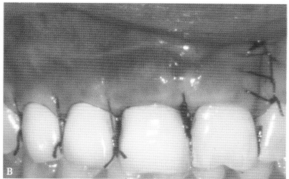
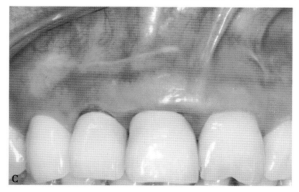

图 5-166　新式间断缝合法
A. 术前口内像　B. 缝合完成　C. 术后 37 个月随访

三、塞治剂

因为是手术切口对位缝合，而且牙龈血运丰富再生能力强，缝合后常规情况下不需要使用塞治剂。即使是手术过程中有牙龈撕裂，对位缝合后仍愈合良好（图 5-167）。若要使用塞治剂，建议使用在拆线前可自行逐渐脱落的新型塞治剂，而不是含丁香油的传统型塞治剂（图 5-168，图 5-169）。

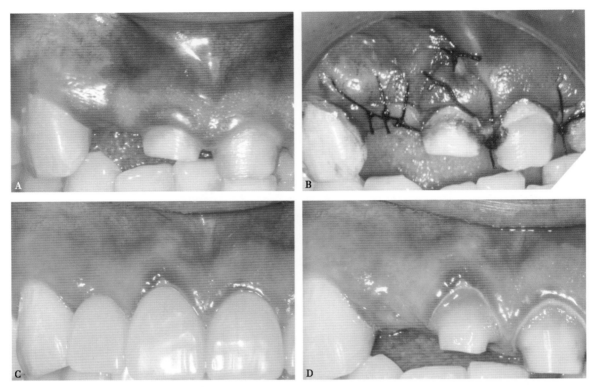

图 5-167 牙龈撕裂未用塞治剂
A. 术前口内像 B. 右上中切牙处牙龈撕裂,缝合完成
C. 术后 3 个月随访口内像,有临时冠 D. 拆除临时冠口内像

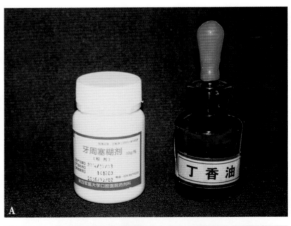

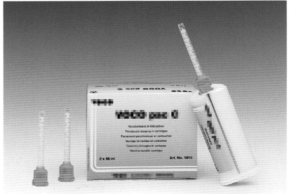

图 5-168 塞治剂
A. 传统型塞治剂 B. 新型塞治剂

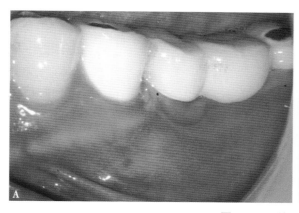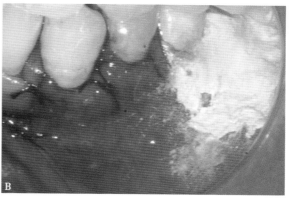

图 5-169　使用传统型塞治剂
A．术前口内像　B．牙周塞治

第十四节　术后护理、给药和拆线

一、术后护理

1. 湿纱布轻压术区 3～5 分钟,确定无出血;
2. 术后第一、二天使用冰袋等间断性冷敷术区,每小时约 30 分钟;
3. 术后第三天若仍然肿胀,术区间断性热敷,每小时约 30 分钟;

二、给药

1. 洗必泰漱口液,保持口腔卫生;
2. 非甾体类抗炎药,疼痛时服用;
3. 地塞米松 2 片(50mg),手术当天和次日各服用一片;
4. 抗生素(如阿莫西林和甲硝唑),有感染征象时使用。

三、拆线

术后 5 天拆线,建议使用显微剪刀。同时注意切口愈合情况、窦道闭合与否等,以确定初步疗效(图 5-170～图 5-172)。

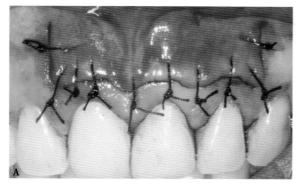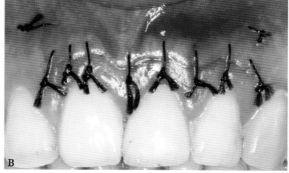

图 5-170　拆线
A．术后缝合　B．术后 5 天拆线前

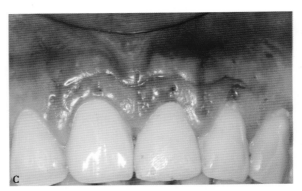

图 5-170　拆线（续）

C. 拆线后

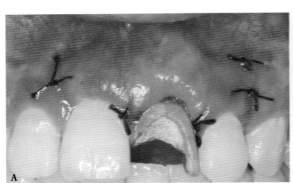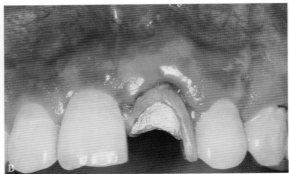

图 5-171　拆线

A. 拆线前　B. 拆线后

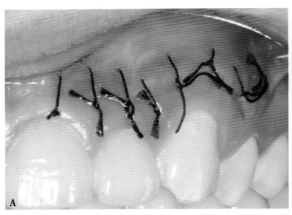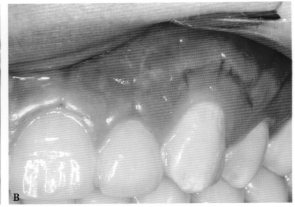

图 5-172　拆线

A. 拆线前　B. 拆线后

附：术后注意事项

显微根管外科术后注意事项

1. 术后半小时请勿漱口，可以吞咽或吐出唾液；不要牵拉嘴唇，不能触摸切口；

2. 术后少量出血是正常现象，出血较多或长时间出血请及时复诊；

3. 术后第一天术区勿刷牙（第二天起轻柔刷牙）；冰袋冷敷术区，每小时30分钟；

4. 术后第二天若出现肿胀，继续冷敷；第三天起可热敷2～3天，每小时30分钟；

5. 口服抗生素2天；麻醉消失后可能感觉疼痛，剧烈时可服用止痛药；若术后2～3天疼痛加重，及时复诊；

6. 下颌牙齿术后第二天仍觉下唇麻木，请及时与手术医师联系；

7. 术后保持口腔卫生，口洁素轻柔漱口，不要剧烈漱口；

8. 术后进温软食物2～3天，忌辛辣烫；术后勿吸烟饮酒；

9. 术后5～7天拆线，及时拆线可预防局部感染；

祝您早日康复！

第六章
其他显微根管外科手术

第一节　意向再植术

如前所述，上下颌前牙、前磨牙、第一磨牙以及上颌第二磨牙近颊根和腭根可行根尖外科手术，而下颌第二磨牙由于位置靠后、颊侧骨板厚、邻近下颌管等原因，通常不能进行根管外科。然而，对于一些特殊情况的下颌第二磨牙，可以进行根尖外科手术。如图6-1所示病例，左下第二磨牙根管治疗术失败需要进行根管外科，CBCT显示患牙牙根较长、根尖距颊侧骨板约8mm、根尖周阴影区根方边缘距离下颌管约3mm，而且患者口裂较宽，成功进行显微根尖外科手术。

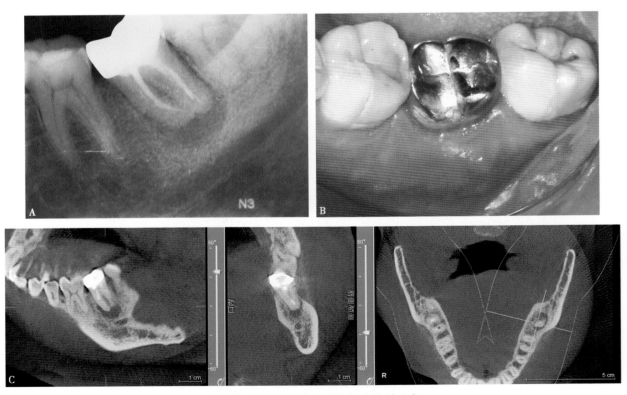

图6-1　左下第二磨牙在体根尖外科手术
A. 术前牙片　B. 口内像　C. CBCT

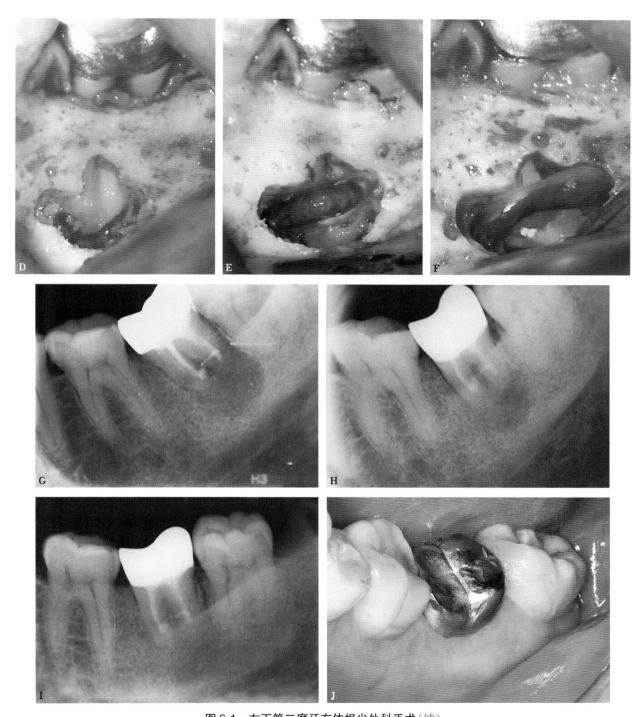

图 6-1　左下第二磨牙在体根尖外科手术（续）
D. 去骨开窗　E. 切断根尖　F. 根面探查　G. 术后牙片　H. 术后牙片　I. 术后 14 个月复查牙片　J. 口内像

　　意向再植术是将无法实施在体手术的患牙微创拔除，在体外迅速进行（显微）根尖或牙根手术，最后及时回植牙槽窝。

一、适应证

1．手术进入路径困难：上下颌第二磨牙、第三磨牙。

2．解剖限制：根尖接近颏孔的下颌前磨牙（图6-2）。

3．无法进行在体手术修补的穿孔：如上颌前磨牙腭根颊侧穿孔，若施行在体手术则要去除较长颊根以及大量根分叉牙槽骨。

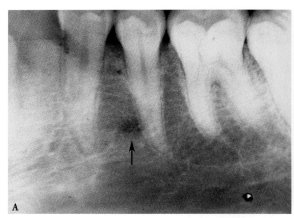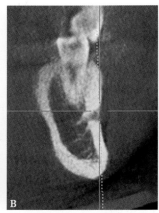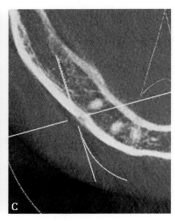

图6-2 颏孔位于下颌第二前磨牙根尖冠方
A．牙片 B．CBCT矢状面 C．CBCT水平面

4．患者的限制：意向再植术操作时间短，因此，对于一些不能较长时间配合显微根管外科手术的患者，意向再植术是替代选择。

5．畸形舌侧沟患牙：有学者建议对于到达根尖的畸形舌侧沟患牙可以施行意向再植术，在体外磨除畸形舌侧沟，MTA或者树脂充填后再植。

二、禁忌证

1．有较多分根和牙槽间隔骨板；

2．牙周条件差。

三、手术过程

1. 手术团队

意向再植术需要在较短的时间内由一个团队来完成，常规包括牙槽外科医师（负责拔牙和再植，本节所有病例的拔牙、牙槽窝处理、再植和固定由我院口腔颌面外科周宏志副教授完成）、牙髓病科医师（负责体外根尖外科手术）、第一助手（负责手术配合、器械传递等）、第二助手（负责手术过程中采用HBSS或生理盐水保持离体牙湿润）和巡回护士（负责计时等）。

2. 微创拔牙

意向再植术的要点是牙齿完整拔除并尽量保持牙周膜存活，因此需要采用微创拔牙器械，禁止使用牙挺，因为牙挺边缘置于根面会损伤牙骨质和牙周膜而导致外吸收。使用拔牙钳，钳喙应置于釉牙骨质界冠方的牙冠部分，缓慢轻柔的颊舌向或近远中向晃动牙齿，轻微扩展骨板；同时可以稍微旋转，撕裂牙周膜；加力间可有停顿，使牙周膜变性崩解；最后使牙齿缓慢而被动的脱位。拔出牙齿需要丰富的临床经验和足够耐心，花费时间各不相同，有的易于拔出，有的牙齿则要用20分钟或更长（图6-3）。

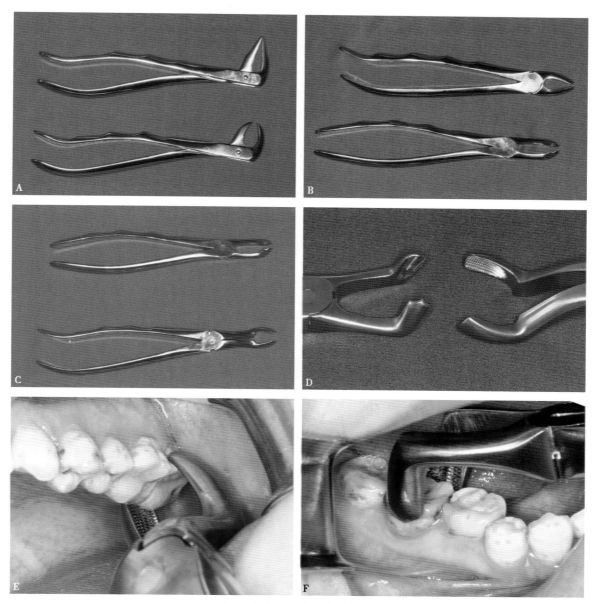

图6-3 微创拔牙器械和微创拔牙
A. 微创拔牙钳 B. 微创拔牙钳 C. 微创拔牙钳 D. 微创拔牙钳喙部
E. 左上第二磨牙微创拔牙 F. 右下第二磨牙微创拔牙

3. 评估

牙齿的口外操作时间应控制在15分钟以内。当患牙拔除到体外后,将其放入盛有HBSS(Hank's平衡盐溶液,一种组织培养液,含有细胞培养所需的各种成分,可使牙周膜在一段时间内保持活性)或生理盐水的弯盘中,简单清洗。手术医师左手使用生理盐水浸润纱布或拔牙钳紧握牙冠部,注意防止掉落,下方放置弯盘。

迅速在显微镜下进行探查患牙,必要时可用亚甲蓝染色,当发现牙根折断、根裂、严重龋坏、大面积旁穿等情况无法修复时,终止手术(图6-4,图6-5)。

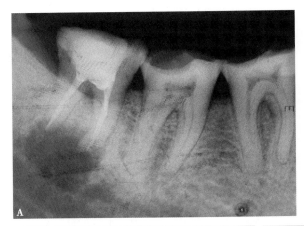

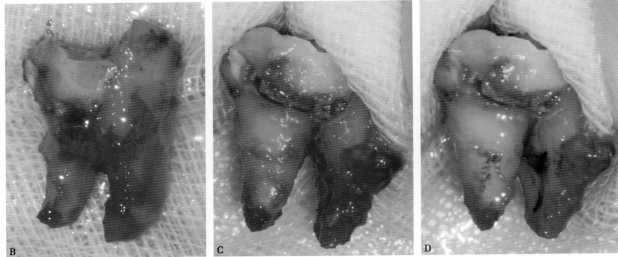

图 6-4 下颌第三磨牙龋坏至龈下,终止手术
A. 术前牙片 B. 拔除后 C. 探查 D. 染色探查

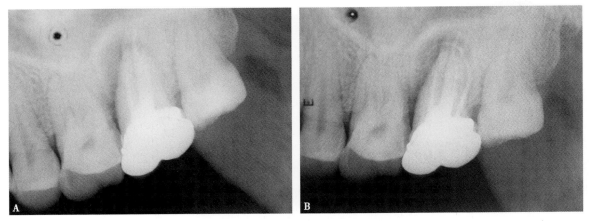

图 6-5 上颌第二磨牙根裂,终止手术
A. 术前牙片 B. 牙胶示踪牙片

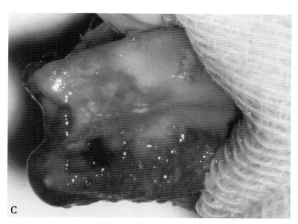

图 6-5　上颌第二磨牙根裂，终止手术（续）
C. 拔除后染色探查近中根面见纵行折裂线

4. 体外显微根尖外科手术

当排除以上不宜手术的情况后，按照第五章所述流程进行体外根尖外科手术，相对容易。第二助手使用注射器将 HBSS 或生理盐水冲淋患牙，保持牙周膜全程处于湿润状态，防止牙周膜坏死后发生外吸收。显微镜下直视使用高速手机和锥形金刚砂车针进行根尖切除。染色探查后 700 号裂钻进行根管逆行预备，不应选择超声工作尖，因为应用超声耗时较长。清理后 MTA 逆行充填（图 6-6）。

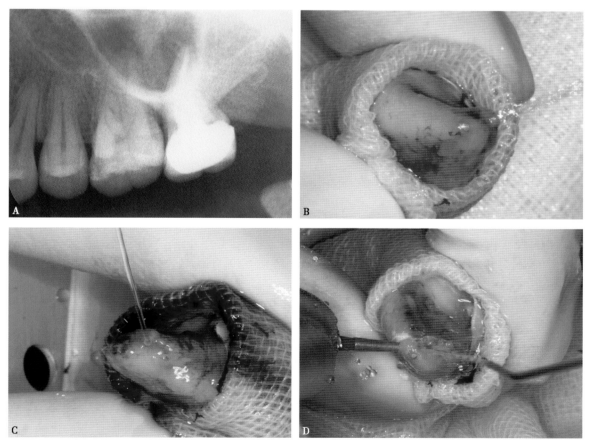

图 6-6　离体左上第二磨牙显微根尖外科手术
A. 术前牙片　B. 拔除后　C. 染色探查，见微渗漏　D. 根尖切除

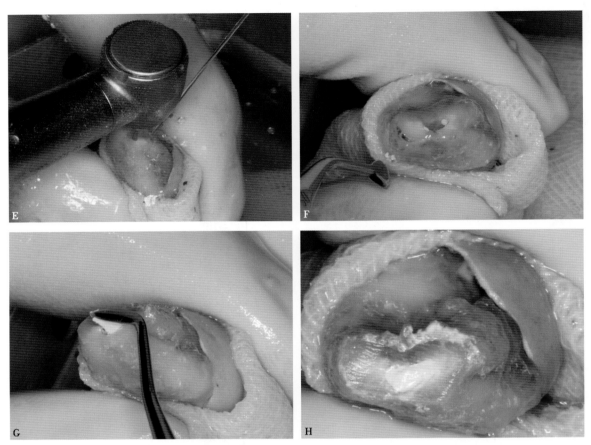

图 6-6　离体左上第二磨牙显微根尖外科手术（续）
E. 根管逆行预备　F. 预备完成　G. MTA 逆行充填　H. 逆行充填完成

5. 牙槽窝处理

拔牙时，根尖肉芽肿或根尖囊肿常附着于牙根随牙拔出。在这种情况下无需处理拔牙部位。如肉芽组织遗留在拔牙窝内，最好不作处理，因为手术可以彻底去除感染并封闭感染通路，愈合过程中根尖肉芽组织会被逐渐吸收。禁止搔刮牙槽窝，否则会导致牙根替代性吸收，最终使再植术失败。

6. 再植和固定

牙齿植回牙槽窝后，用手压迫颊舌侧骨板使之复位。然后嘱患者咬住棉条几分钟以利于牙齿稳定。通常，大多数牙齿都可以迅速准确的就位于拔牙窝，而且一旦复位，非常稳定几乎没有动度，不需要固定。注意牙齿应该完全就位而没有咬合早接触。

如果复位后牙齿松动度较大而需要固定时，不应使用夹板固定再植牙，因为夹板会附着菌斑、减缓愈合，而且牙齿会失去生理性动度导致替代性外吸收。建议采用以下弹性固定：

（1）牙周塞治剂，可以稳定牙齿，但也易附着细菌，所以应在一周内去除；

（2）采用单股缝线固定于牙龈乳头处牙齿咬合面对角线缝合来辅助固定牙齿（图 6-7）；

（3）弹性钢丝树脂粘接固定于邻牙颊侧面（图 6-8）；

（4）纤维带固定于邻牙颊侧面（图 6-9）。

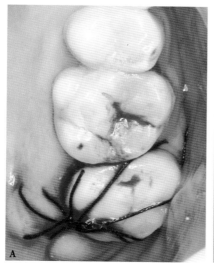 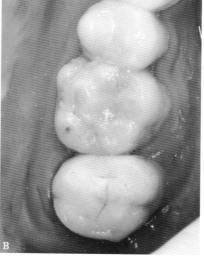

图6-7 左上第二磨牙缝线固定
A. 缝线固定 B. 拆线后

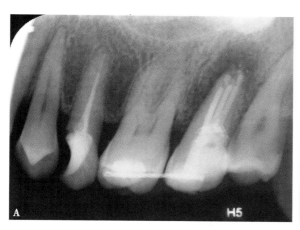 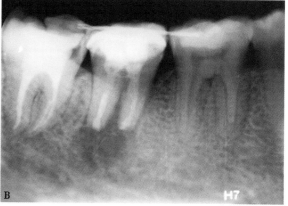

图6-8 弹性钢丝固定
A. 左上第二磨牙 B. 右下第二磨牙

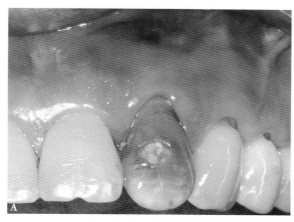 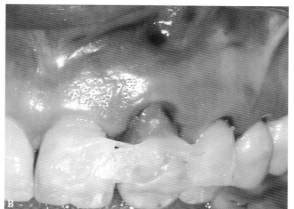

图6-9 左上侧切牙
A. 术前 B. 固定后

四、术后医嘱

告知患者再植牙齿在术后几日内可能会疼痛，几周内有不适感。术后三天内应尽量使用健侧咀嚼，并吃较软食物。术后应及时拆除外固定，新型牙周塞治剂通常几天会自行脱落，若未脱落则术后一周拆除；固定缝线于术后 1 周拆除；弹性固定钢丝于术后 2 周拆除。

五、随访

术后常规进行随访，包括临床和影像学检查，特别要注意咬合情况、松动度和有无外吸收，通常预后良好（图 6-10）。患牙未完全就位等导致的咬合创伤会延缓愈合过程（图 6-11）。

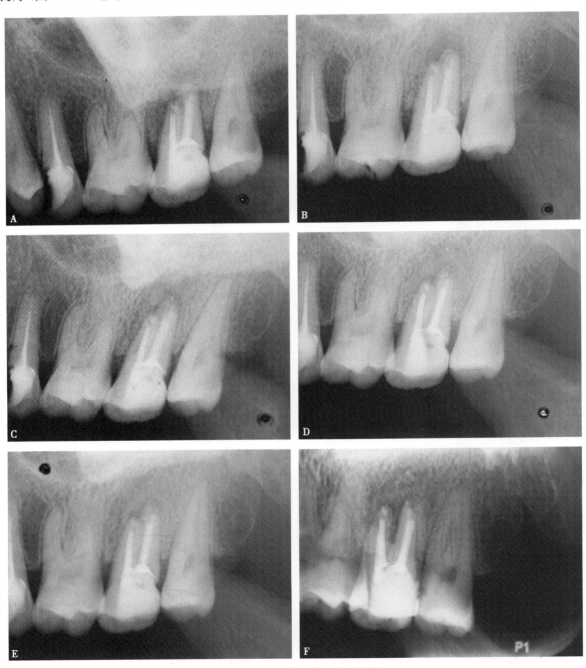

图 6-10 上颌第二磨牙术后随访

A. 术后 1 个月随访牙片　B. 术后 2 个月随访牙片　C. 术后 3 个月随访牙片　D. 术后 4 个月随访牙片
E. 术后 7 个月随访牙片　F. 术后 12 个月随访牙片，示完全愈合

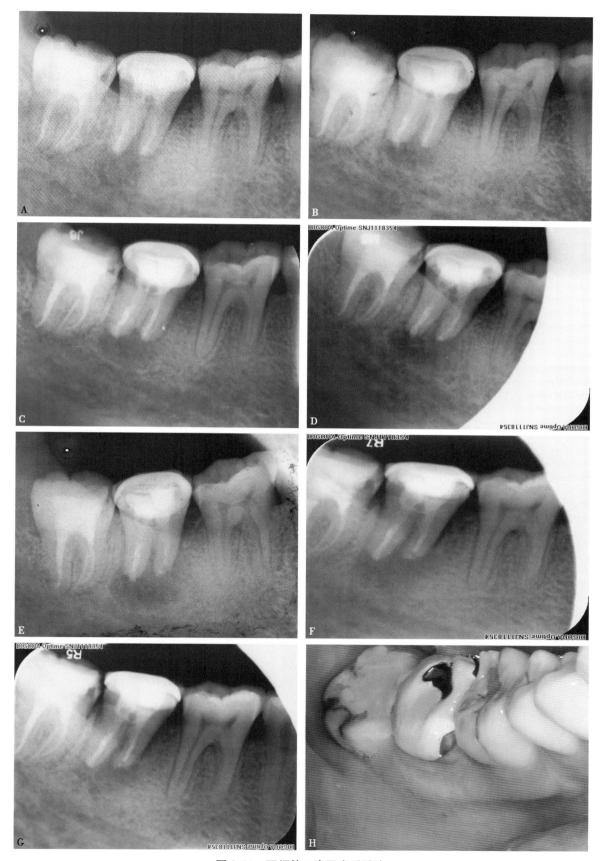

图 6-11　下颌第二磨牙术后随访

A. 术后 1 个月随访牙片　B. 术后 6 个月随访牙片　C. 术后 6 个月随访牙片　D. 术后 13 个月随访发现咬合创伤，调整咬合后牙片　E. 术后 16 个月随访牙片　F. 术后 20 个月随访牙片　G. 术后 25 个月随访牙片　H. 口内像

六、失败原因

意向再植术失败原因多种，常发生在术后第一年：

1. 术中污染引起牙根吸收

2. 难以发现的根裂 / 微裂

3. 不明原因

这些牙通常不能保留而拔除。

第二节 根管穿通修补术

一、髓腔

髓腔穿通好发于髓室底，通常采用非手术方法MTA修补，如果是下颌磨牙而且穿通面积很大则可采用分根术（参见本章第四节）。当髓腔侧壁穿孔至龈下时，需要进行手术修补（图6-12）。

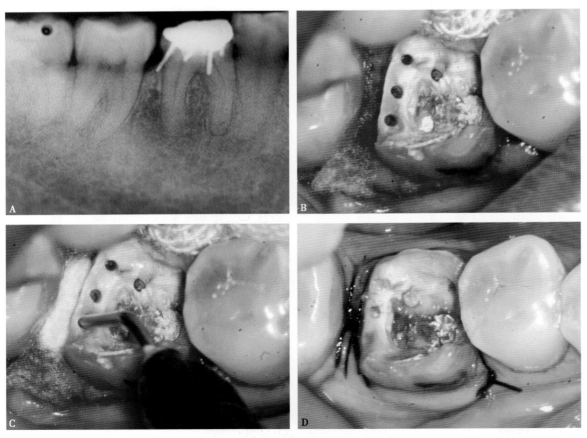

图 6-12 右下第一磨牙髓腔穿通修补术
A. 术前牙片　B. 翻瓣　C. 旁穿树脂修补　D. 缝合

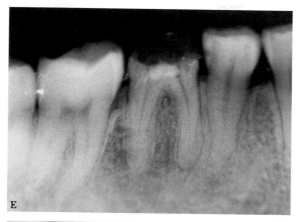

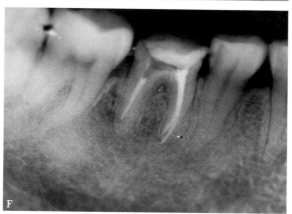

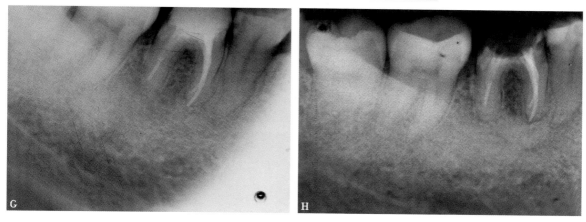

图 6-12 右下第一磨牙髓腔穿通修补术（续）

E. 术后牙片 F. 根管治疗术后 G. 修补术后 5 个月随访 H. 修补术后 32 个月随访（修复体已脱落）

二、牙颈部

根管旁穿可以采用非手术方法进行根管内牙胶加糊剂或者 MTA 充填。当旁穿面积较大，或者非手术方法疗效差时，需要采用手术方法修补。

牙颈部旁穿多发生于上颌前牙唇侧，手术修补较为简单，修补材料首选 MTA，若旁穿处无牙槽骨而与口腔相通，因为 MTA 凝固时间较长，可能会被唾液冲刷掉而影响封闭性，此时应该选择树脂材料（图 6-13～图 6-15）。

1. MTA

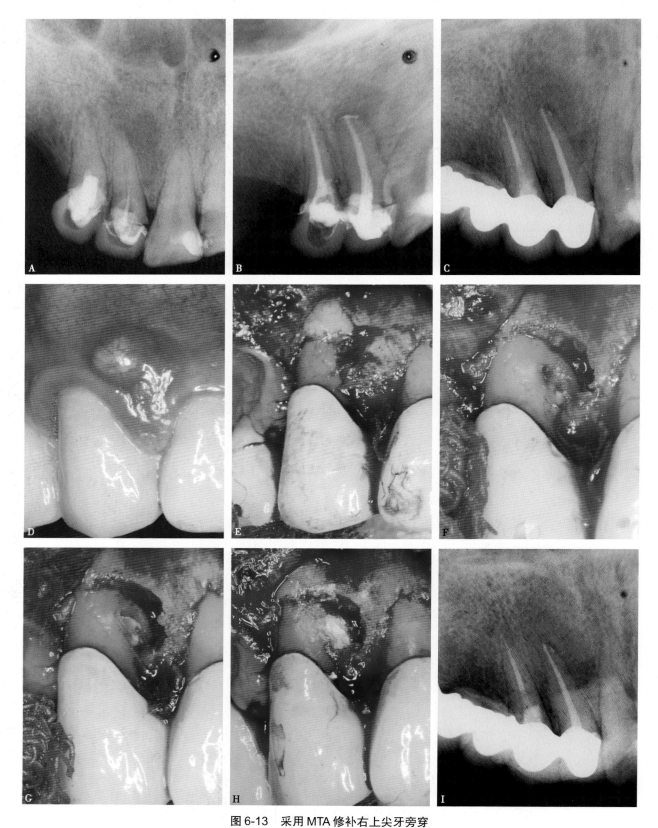

图 6-13 采用 MTA 修补右上尖牙旁穿

A. 术前牙片　B. 根管治疗术后牙片　C. 修复体完成牙片　D. 口内像，示窦道　E. 翻瓣
F. 刮治见近中牙颈部旁穿　G. 旁穿处预备后　H. MTA 修补后　I. 术后牙片

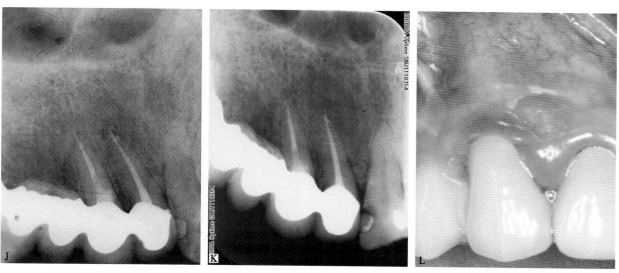

图 6-13 采用 MTA 修补右上尖牙旁穿（续）
J. 术后 3 年随访 K. 术后 5 年随访 L. 口内像

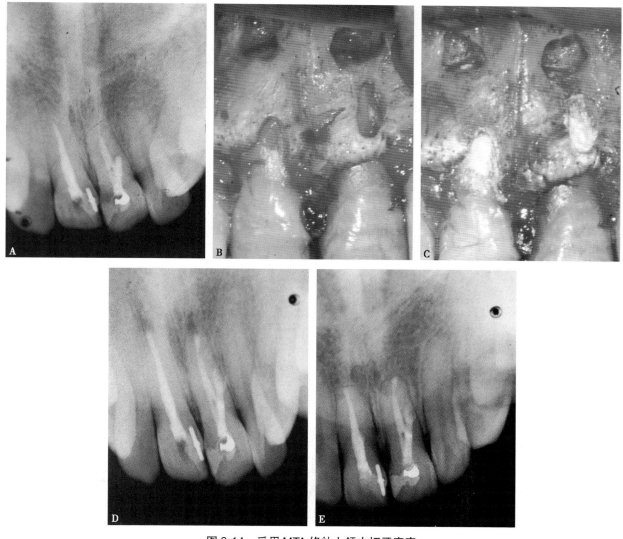

图 6-14 采用 MTA 修补上颌中切牙旁穿
A. 术前牙片 B. 刮治去骨后见旁穿处 C. 旁穿 MTA 修补以及显微根尖外科手术后 D. 术后牙片 E. 术后 29 个月随访

2. 树脂

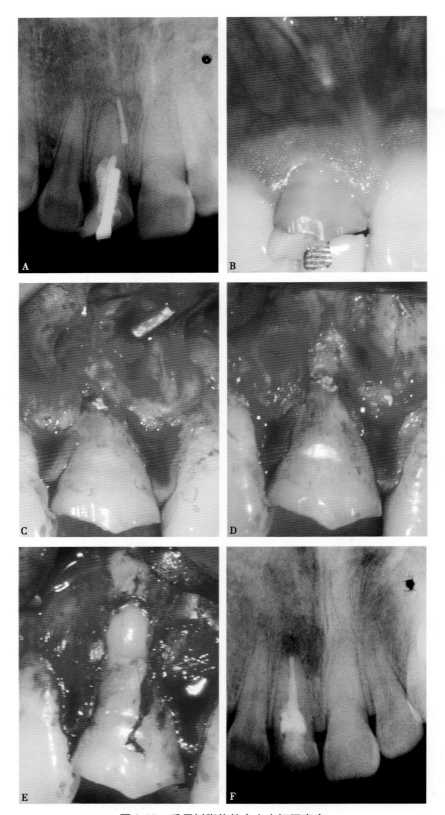

图 6-15　采用树脂修补右上中切牙旁穿

A. 术前牙片　B. 口内像　C. 翻瓣　D. 刮治后见旁穿处　E. 树脂修补后　F. 术后牙片

三、牙根中部

牙根中部的旁穿修补比较困难，特别是近远中侧或舌腭侧。当旁穿面积很大或者是带状旁穿无法修复时，需要拔除患牙（图6-16）。可以修补时，旁穿处需要采用合适弯曲的工作尖进行逆行预备，尽量保留健康牙槽骨，最后行逆行充填，预后良好（图6-17，图6-18）。

1. 拔除

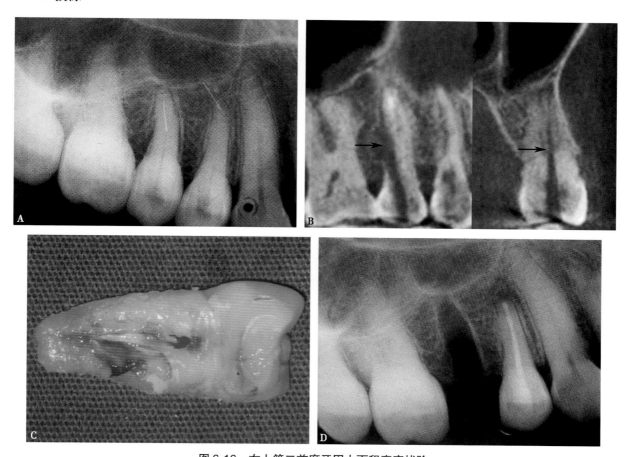

图6-16 右上第二前磨牙因大面积旁穿拔除
A. 术前牙片 B. CBCT 示牙根中部远中面根管旁穿 C. 牙拔除后见旁穿 D. 术后牙片

2. 修补

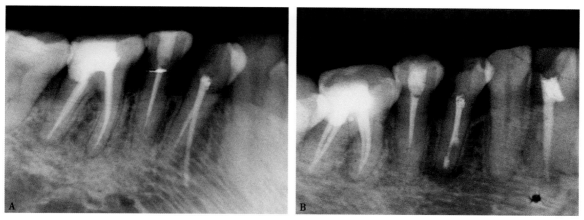

图6-17 采用MTA修补右下第一前磨牙旁穿
A. 术前牙片 B. 术后牙片修补后

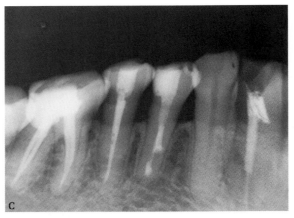

图 6-17 采用 MTA 修补右下第一前磨牙旁穿（续）
C. 术后 19 个月随访

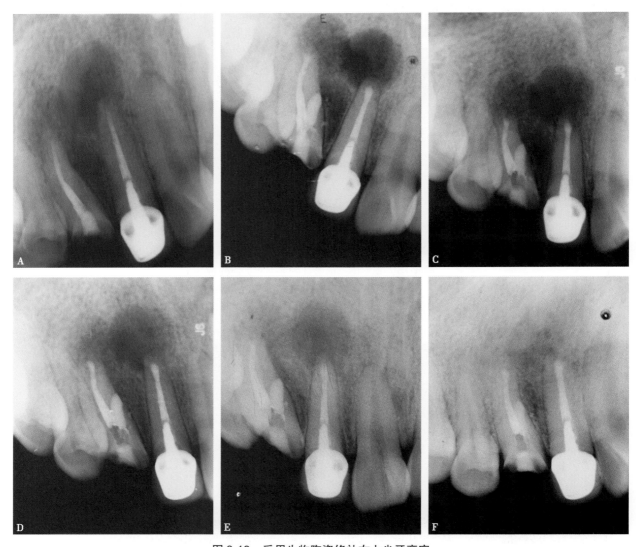

图 6-18 采用生物陶瓷修补右上尖牙旁穿
A. 术前牙片 B. 术后即刻牙片 C. 根管再治疗术后牙片 D. 修补术后 2 个月随访牙片
E. 修补术后 2 个月随访偏角投照牙片 F. 修补术后 6 个月随访牙片

四、根尖部

根尖部根管旁穿,若距离根尖较远,可行直接修补(图 6-19);若距离根尖较近,或者牙根较长,截除旁穿处仍能保持合适冠根比例,可以根尖截除时包含旁穿处(图 6-20,图 6-21)。

1. 直接修补

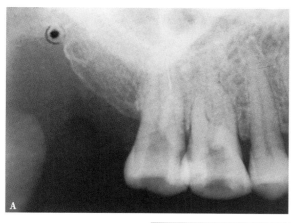
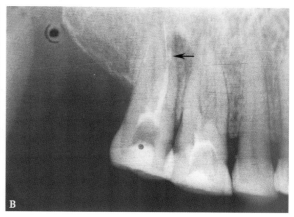
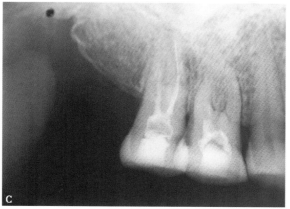

图 6-19 MTA 修补右上第二磨牙近颊根旁穿
A. 术前牙片 B. 术后牙片 C. 术后 3 个月随访牙片

2. 根尖切除

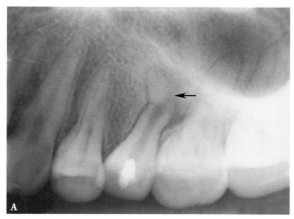
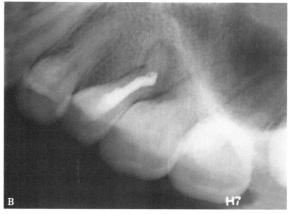

图 6-20 左上第二前磨牙根管旁穿修补
A. 术前牙片 B. 根管治疗术后牙片

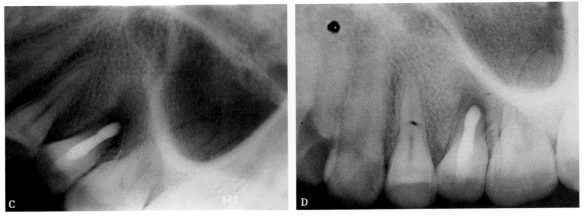

图6-20 左上第二前磨牙根管旁穿修补（续）
C. 术后牙片　D. 术后1个月随访牙片

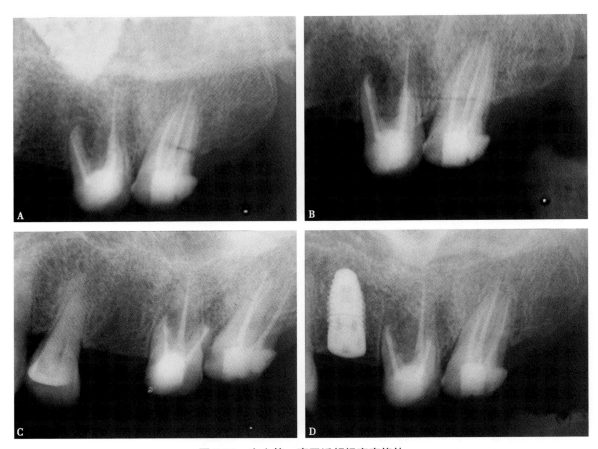

图6-21 左上第一磨牙近颊根旁穿修补
A. 术前牙片　B. 术后牙片　C. 术后3个月随访牙片　D. 术后8个月随访牙片

第三节 分离器械取出术

一、策略

根管内器械分离是根管治疗术中比较常见且难以处理的并发症。分离器械取还是不取、如何取，需要结合术者、患者、患牙等多方面因素进行综合评估，主要因素有：分离器械的种类、根管内所处位置；根管感染控制情况；患者症状以及主观因素；医师技术水平和设备、器械条件。

当器械分离发生于根管冠、中三分之一，或者分离虽发生于根尖三分之一但易于取出（如根管无明显弯曲、器械较长、与根管壁结合不紧密、为不锈钢器械等），则采用显微根管治疗术，在显微镜下采用超声工作尖可以将分离器械取出，成功率高。当分离发生于根尖三分之一且难于取出时（如根管弯曲、器械较短、与根管壁结合紧密、为镍钛器械等），若根管预备彻底且分离器械与根管壁密合，可将分离器械作为充填物进行根管充填，然后定期随访，若发生根管治疗术失败，则行显微根管外科取出；若根管预备不彻底或不密合且存在根尖周病变，需要采用显微根管外科方法取出（图6-22）。

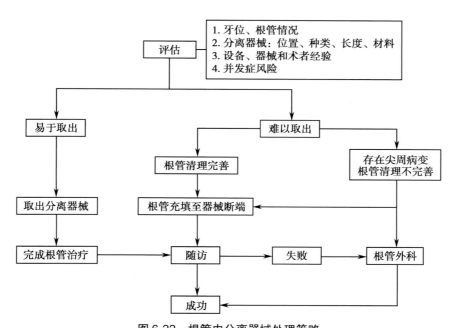

图6-22 根管内分离器械处理策略

二、分离器械取出手术方法

1. 超声法

按照常规进行翻瓣、去骨开窗和根尖刮治，然后进行根尖切除，应当注意从根尖向冠方逐步磨除，直至分离器械末端暴露，此时更换为锥形金刚砂车针，进一步根尖切除以暴露分离器械 1～2mm，注意勿磨及分离器械。为防止分离器械超声取出后进入口腔，需要采用纱布有效隔离术区，然后选用合适弯曲方向的超声工作尖，沿根管方向，轻插入器械与根管壁间的间隙（通常会有明显间隙，若无，则先用超声工作尖制备环绕分离器械的深度 1～2mm 的旁路），以较小功率环绕分离器械震动，分离器械很快会从根管内"跳"出至牙槽窝中，显微镊子取出分离器械，按照常规流程完成显微根尖外科手术（图6-23，图6-24）。

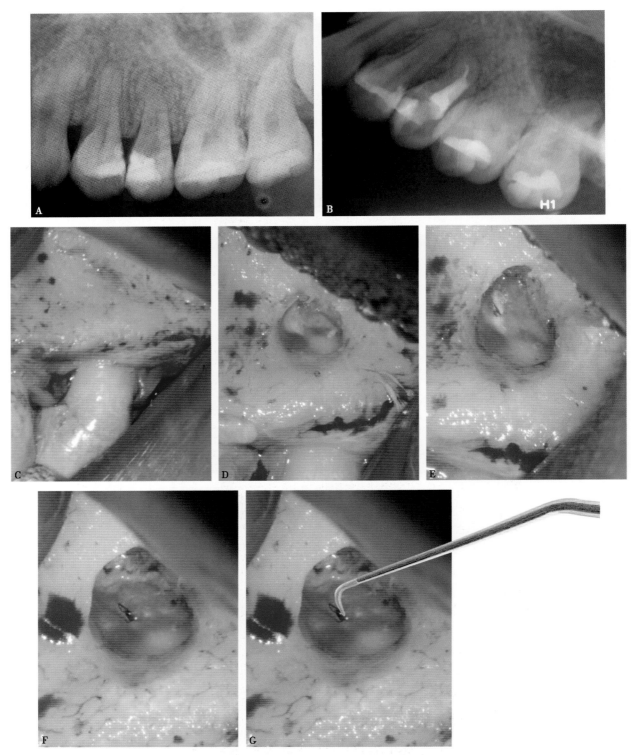

图6-23 超声法取出左上第二前磨牙根管内分离器械
A. 术前牙片 B. 根管治疗术后牙片 C. 翻瓣 D. 根尖切除中
E. 暴露分离器械 F. 游离分离器械根尖段 G. 超声工作尖震荡

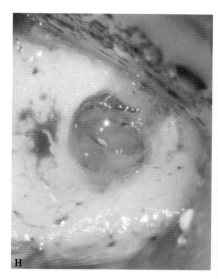
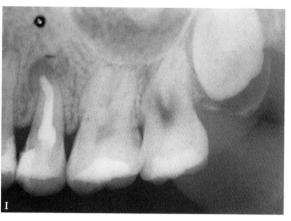

图 6-23 超声法取出左上第二前磨牙根管内分离器械（续）

H. 分离器械"跳"出根管 I. 术后牙片

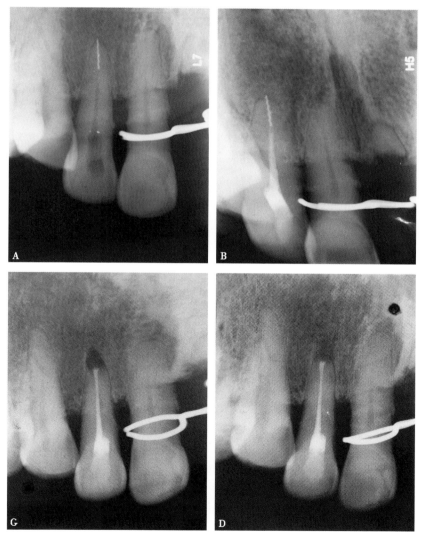

图 6-24 超声法取出右上侧切牙根管内分离器械

A. 术前牙片 B. 根管治疗术后牙片 C. 术后牙片 D. 术后 5 个月随访

超声法取分离器械时，注意功率要小，不要在一个部位长时间震动，避免分离器械发生二次分离。若发生二次分离，按照上述步骤取出剩余分离器械（图6-25）。

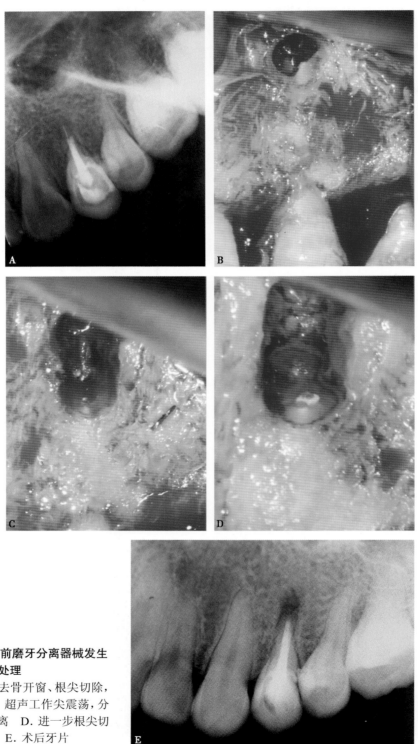

图6-25 左上第一前磨牙分离器械发生二次分离以及相应处理
A. 术前牙片 B. 去骨开窗、根尖切除，暴露分离器械 C. 超声工作尖震荡，分离器械发生二次分离 D. 进一步根尖切除，取出分离器械 E. 术后牙片

2. 夹取法

当分离器械较长时，不宜使用超声法，按照超声法充分暴露分离器械，然后用显微镊夹持后向根方拉出（图6-26～图6-29）。

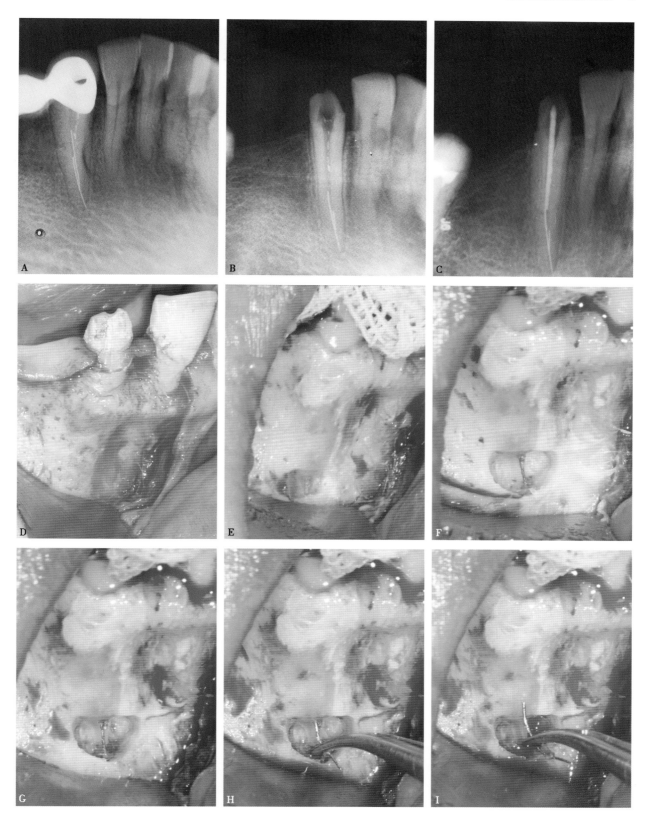

图 6-26 显微镊夹取右下尖牙根管内分离器械

A. 术前牙片　B. 非手术方法失败　C. 根管内放置牙胶,以备有可能从根管冠方取出分离器械　D. 翻瓣　E. 去骨开窗
F. 根尖切除中暴露分离器械　G. 游离分离器械根尖段　H. 显微镊夹取分离器械并向根方加力　I. 取出分离器械

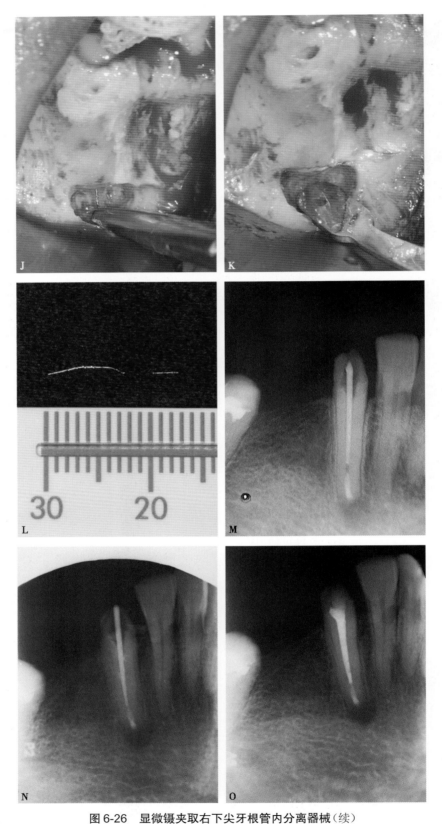

图 6-26 显微镊夹取右下尖牙根管内分离器械（续）

J. 同法取出第二根分离器械　K. 探查无分离器械遗漏　L. 分离器械　M. 完成显
微根尖外科手术后牙片　N. 根管治疗术中试主尖牙片　O. 根管治疗术后牙片

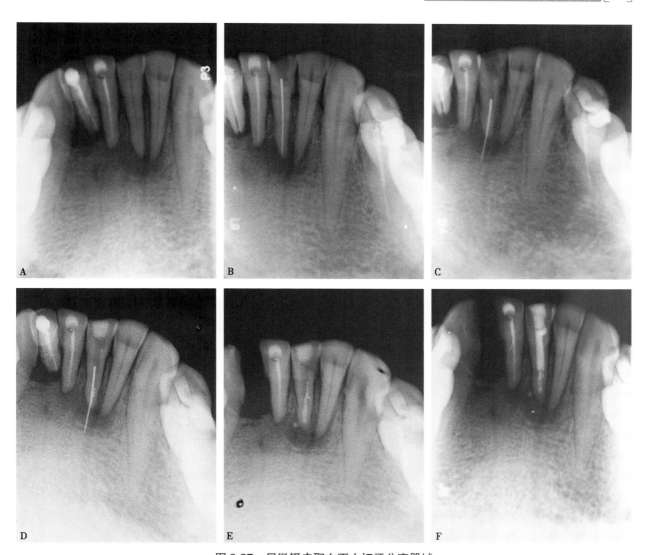

图 6-27　显微镊夹取左下中切牙分离器械

A. 术前牙片　B. 根管治疗术中发生器械分离　C. 冠方超声法取分离器械, 推分离器械出根尖孔　D. 冠方超声法取分离器械失败, 分离器械被进一步推出根尖孔　E. 显微镊夹取出分离器械并完成显微根尖外科手术后牙片　F. 根管治疗术后牙片

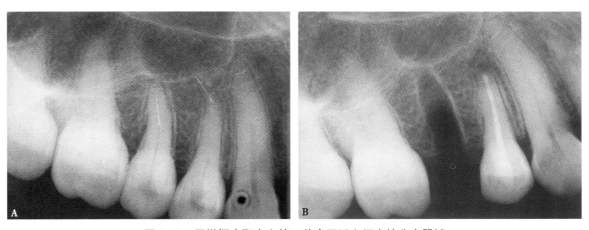

图 6-28　显微镊夹取右上第一前磨牙近上颌窦的分离器械
A. 术前牙片　B. 术后牙片

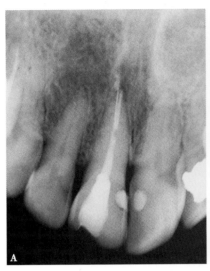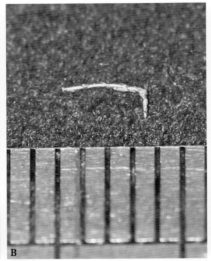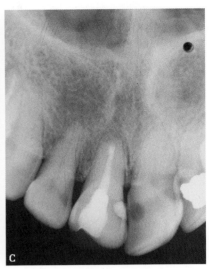

图6-29 采用显微镊夹取右上中切牙分离器械
A. 术前牙片 B. 分离器械 C. 术后牙片

3. 超声夹取联合法

为了更好地掌控分离器械从根管内取出后的去向，而不是进入口腔内、跳出口腔外不知所踪或者吸入吸引器内，可以使用超声法震松暴露分离器械后夹取出来（图6-30）。

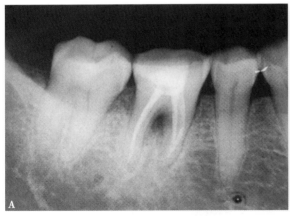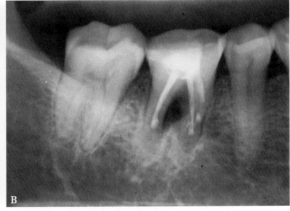

图6-30 超声联合夹取法取出右下第一磨牙根管内分离器械
A. 术前牙片 B. 术后牙片

4. 根尖切除

当根尖段分离器械较短时，可以直接行根尖切除，注意勿磨及分离器械而保持其完整性，然后将分离器械随根尖一起取出，比较简单（图6-31）。

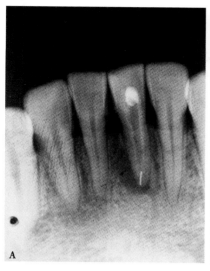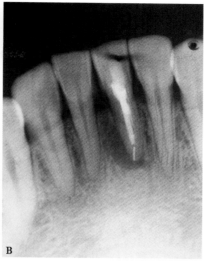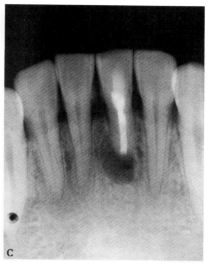

图6-31 用根尖切除法取出左下中切牙根尖段分离器械
A. 术前牙片 B. 根管治疗术后牙片 C. 术后牙片

5. 失败处理

在缺乏经验和（或）操作不当的情况下，手术过程中分离器械可发生多次分离而残余较小片段，继续根尖切除会影响冠根比例，可以将片段作为充填物，按照规范化程序完成根尖外科手术，随访，预后通常良好（图6-32）。

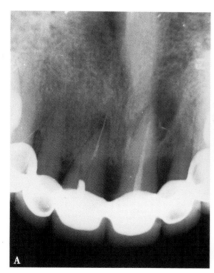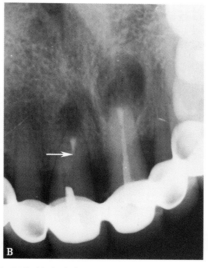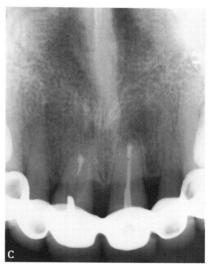

图6-32 上中切牙根管内分离器械发生多次分离，残余部分分离器械
A. 术前牙片 B. 术后牙片（→残余分离器械） C. 术后17个月随访牙片，示完全愈合

第四节 牙根外科

一、分根术

对于髓室底根分叉处大面积穿通无法修补、严重根分叉病变的下颌第一磨牙以及具有明显根分叉的下颌第二磨牙，可以采用分根术，即从根分叉处颊舌向磨切，分牙齿为近中、远中两部分，根分叉处刮治后，将其作为两个前磨牙完成根管治疗术、根管桩和全冠修复（图6-33）。

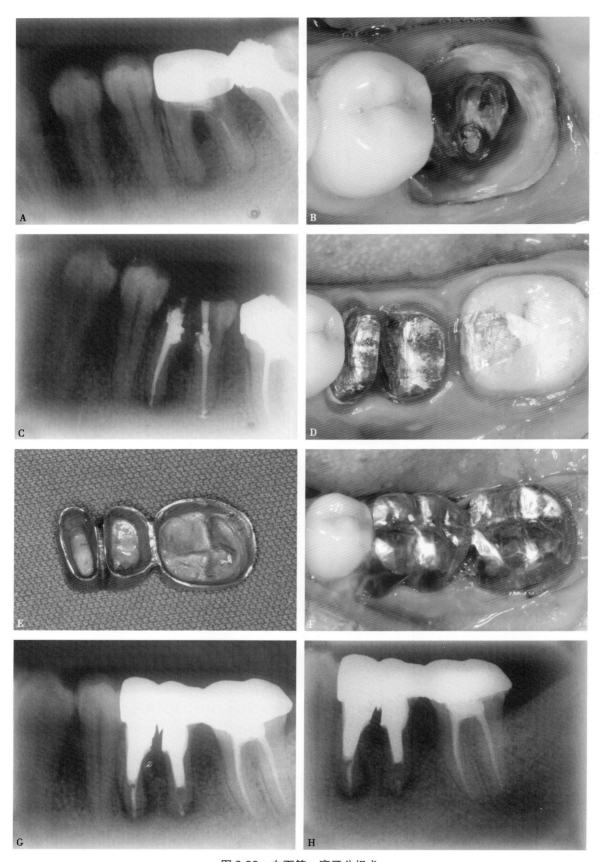

图 6-33 左下第一磨牙分根术
A. 术前牙片 B. 口内像 C. 根管治疗术后牙片 D. 桩核完成后口内像
E. 联冠 F. 戴牙完成 G. 术后牙片 H. 术后 2 个月随访

二、半切术

下颌第一磨牙和具有明显根分叉的下颌第二磨牙,若其近中或远中根发生根裂、内外吸收等情况无法治疗时,可以采用半切术,即根分叉处磨开患牙,拔除病变牙根及相应牙冠部分,将剩余牙根牙冠作为前磨牙完成根管治疗术、根管桩和全冠修复等(图 6-34 ～图 6-36)。

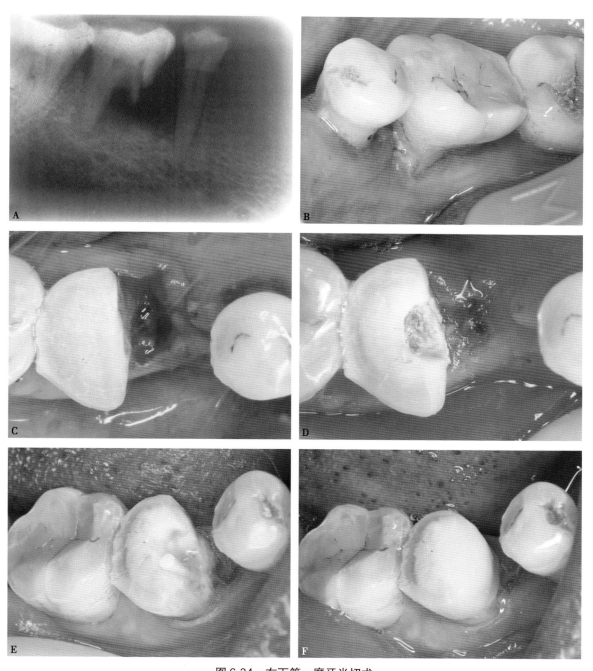

图 6-34 右下第一磨牙半切术
A. 术前牙片 B. 口内像(舌侧) C. 半切术后 D. 完成根管治疗术 E. 纤维桩固位 F. 树脂核完成

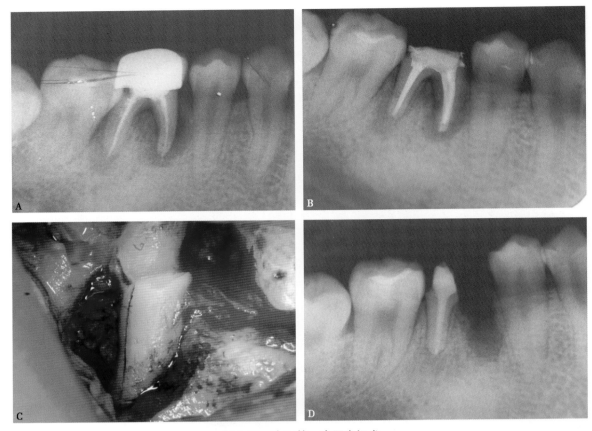

图 6-35 右下第一磨牙半切术
A. 术前牙片　B. 根管再治疗术后牙片　C. 术中见近中根根裂　D. 半切术后牙片

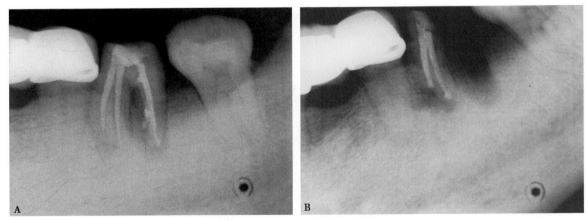

图 6-36 左下第一磨牙行半切术和近中根根尖外科手术
A. 术前牙片　B. 近中根行根尖外科手术后牙片

三、截根术

　　具有明显根分叉的多根牙齿，如上颌磨牙、部分前磨牙、下颌第一磨牙以及部分第二磨牙，可以采用截根术去除无法治疗的病变牙根，多见于易发生根裂的上颌第一磨牙近颊根和下颌第一磨牙近中根。上颌磨牙颊根截根术对牙齿支持力影响很小，预后良好（图 6-37，图 6-38）；腭根截根术则影响较大，修复体应当减径和联冠修复（图 6-39，图 6-40）。上颌前磨牙根分叉近冠方且分叉角度较大时，可行颊根截根术,应力分布不佳,修复体应当减径和联冠修复(图6-41)。对于下颌第一磨牙近中根截根术,常规需要第二前磨牙的支持,如联冠、粘接桥等,尽量避免出现单端桥情况(图6-42~图6-44)。

另外,联冠中间的患牙牙根可以全部截除,转变为固定桥,预后良好(图6-45)。

多根牙或固定桥中单根牙,当根裂处于早期时,可以磨除全部折裂线即可,不必在牙颈部完全截除牙根,尽量保留牙根以保存支持力。

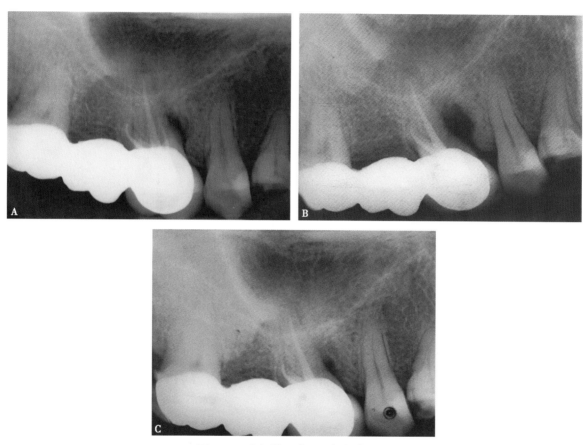

图6-37　上颌第一磨牙近颊根截根术
A. 术前牙片　B. 术后牙片　C. 术后5个月随访牙片

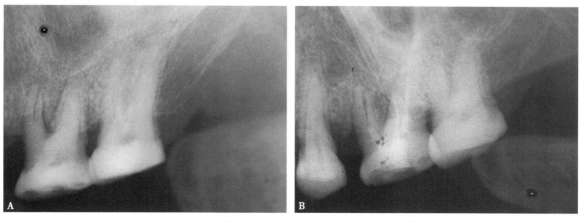

图6-38　上颌第一磨牙近颊根截根术,尽量保留牙槽骨
A. 术前牙片　B. 根管治疗术后牙片

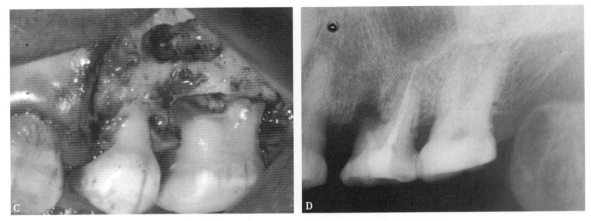

图 6-38　上颌第一磨牙近颊根截根术，尽量保留牙槽骨（续）

C. 术中　　D. 术后牙片

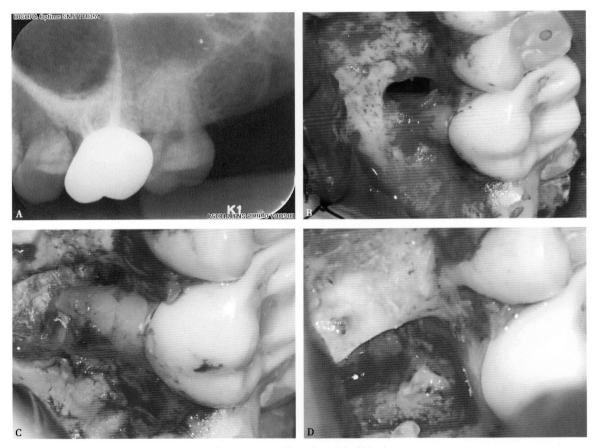

图 6-39　上颌第一磨牙腭根截根术

A. 术前牙片　　B. 翻瓣后　　C. 探查见腭根根裂　　D. 截除腭根

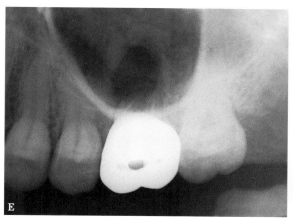
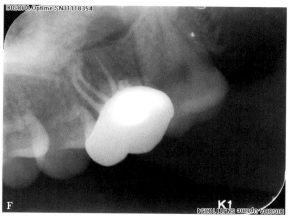

图6-39 上颌第一磨牙腭根截根术（续）

E. 术后牙片　F. 偏角投照术后牙片

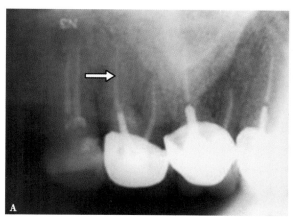
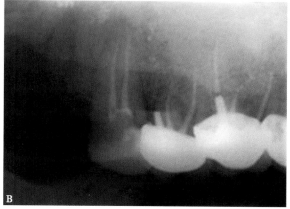

图6-40 右上第二磨牙腭根截根术

A. 术前牙片（⇨ 腭根）　B. 术后牙片

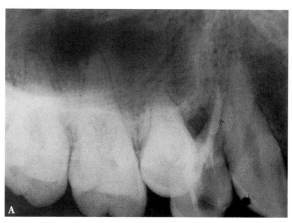
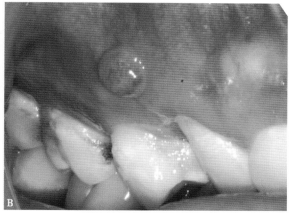

图6-41 第一前磨牙颊根截根术

A. 术前牙片　B. 口内像

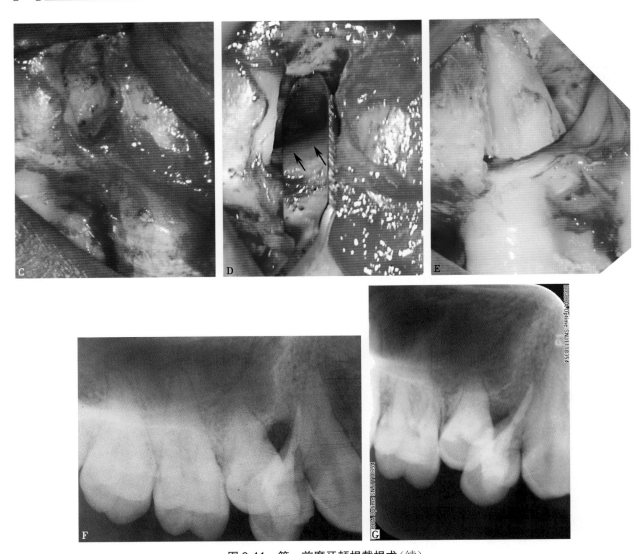

图6-41 第一前磨牙颊根截根术（续）

C. 翻瓣后，根分叉刮治 D. 颊根腭侧见根裂线（↑） E. 颊根截根术 F. 术后牙片 G. 术后25个月复查牙片

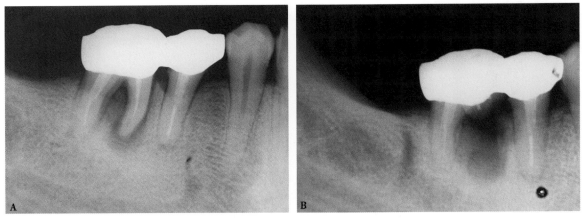

图6-42 右下第一磨牙近中根截根术

A. 术前牙片 B. 术后牙片

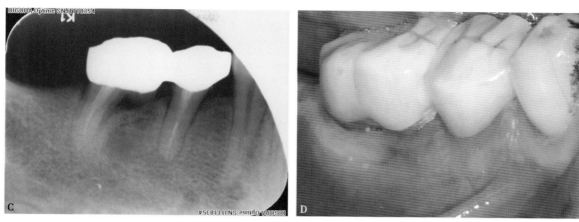

图6-42　右下第一磨牙近中根截根术（续）

C. 术后19个月随访牙片　D. 口内像

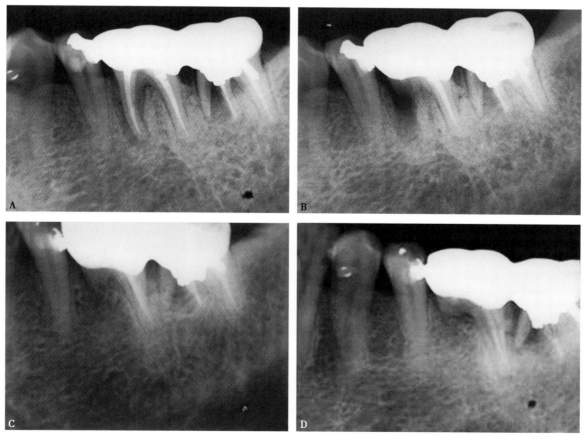

图6-43　左下颌第一磨牙近中根截根术，与第二前磨牙形成粘接桥

A. 术前牙片　B. 术后牙片　C. 术后16个月随访牙片　D. 术后27个月随访牙片

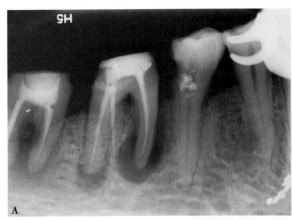
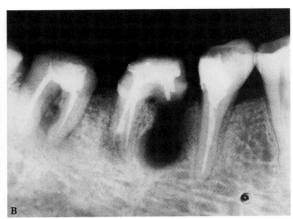
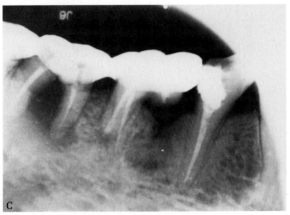

图 6-44 右下第一磨牙近中根因根裂行截根术
A. 术前牙片 B. 术后牙片 C. 术后 22 个月随访牙片

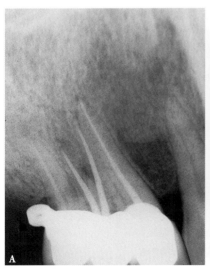
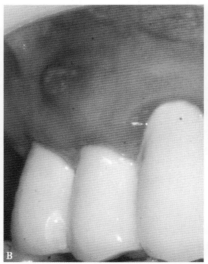
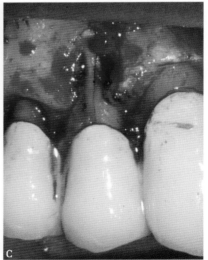

图 6-45 右上第一前磨牙截根术
A. 术前牙片 B. 口内像 C. 术中见根裂

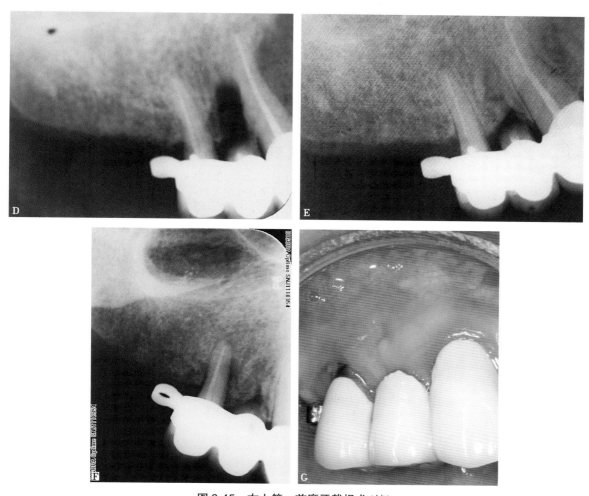

图6-45 右上第一前磨牙截根术（续）

D. 术后牙片　E. 术后16个月随访牙片　F. 术后33个月随访牙片　G. 口内像

第七章
术后反应和并发症

第一节 术后反应

一、疼痛

除了进行下颌磨牙手术时采用骨切开术深达骨髓会引起术后较严重的疼痛外，通常情况下疼痛都不严重。近年来在对疼痛的了解和控制方法上都发生了根本的变化。现今，无论是减轻长期还是短期疼痛的方法，都是在患者感到疼痛之前给药，例如镇痛药物布洛芬、洛索洛芬钠等就是在术前给药。由于术后疼痛通常在手术当天和晚上最严重，因此，患者应继续服用镇痛药至第二天。

二、出血

术后出血很少发生，术后当天，切口会有极少量渗血，但很快会停止。手术缝合完成后，可将无菌纱布对折，用生理盐水浸湿，放在伤口的缝线处，挤压出龈瓣内的淤血。术后48小时内，通过冰袋局部冷敷（每使用30分钟，取下30分钟）减少软组织内的毛细血管渗出并促进凝结。

如果以上方法无法止血，或出现缝线脱落，伤口迸裂，患者应立即返回医院，通过重新缝合伤口或加压止血的方法止血。术前详细的病史询问有助于避免术后严重出血情况的发生。

三、肿胀

肿胀是术后常见的症状，也是患者最关心的问题。鉴此，应让患者了解即使对手术部位和面部进行精心护理还是有可能会发生肿胀，肿胀的程度与手术成功与否及病情的严重程度无关。术后冷敷可将肿胀程度降至最低。

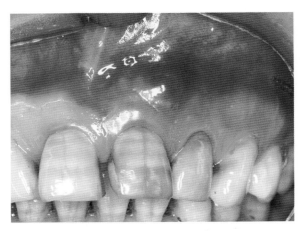

图 7-1 术后局部血肿

四、淤斑

瘀斑是指由于皮下组织血管损伤、血液溢出引起的面部和口腔软组织的颜色改变。瘀斑可出现在术区或远离手术区的部位。比如，手术区为上颌前磨牙区，瘀斑可能出现在同侧的颈部区域。应让患者知道瘀斑与手术成功与否和病情严重程度无关。瘀斑不过是手术造成血液沉积在组织间隙内形成的，会被很快吸收掉（图7-2）。

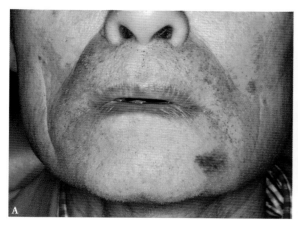
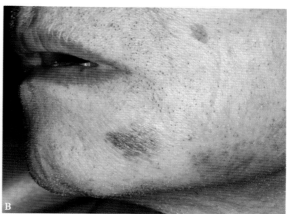

图7-2　术后瘀斑
A. 正面像　B. 侧面像

五、切口开裂

极少数患者由于术区肿胀、缝线松脱等原因会造成切口局部愈合不良，形成切口开裂的情况（图7-3）。若裂开程度较小，可不做处置，待其自行愈合即可。若伤口开裂过大，或位于美容区，影响美观，则须再次缝合，促进伤口愈合。

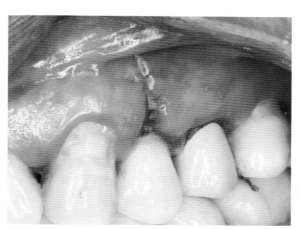

图7-3　切口开裂

（王　疆）

第二节　并　发　症

一、软组织撕裂伤

手术牙位靠后时，唇部易过度牵拉，牵拉处可能发生撕裂。术前以及术中在唇部，特别是口角处涂上凡士林可减少此类现象发生。术中拉钩末端未放在骨面上也可造成软组织撕裂。翻瓣时在窦道处应细致操作，避免牙龈撕裂。若发生牙龈撕裂，需要对位缝合，预后良好（图7-4）。

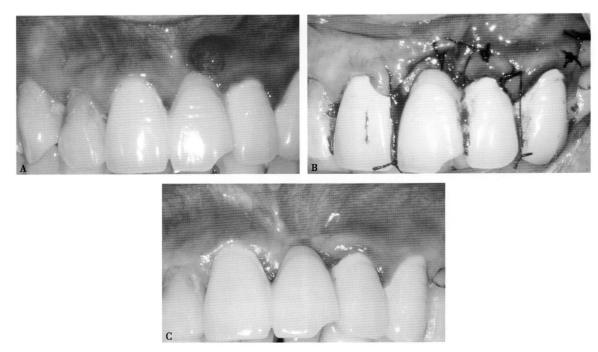

图 7-4　牙龈撕裂
A. 术前口内像　B. 缝合后　C. 术后 13 个月随访

二、疤痕

通常附着龈内切口不会留下疤痕，因此垂直切口愈合良好，不留疤痕。若水平的膜龈切口偏根方而位于口腔黏膜，易留下疤痕（参见图5-21）。

三、牙龈退缩

当患牙并发牙周炎、缝合时黏骨膜瓣复位不良时，易发生牙龈退缩，影响修复体美观（图7-5）。应尽可能采用膜龈切口和PBI切口，若采用龈沟内切口则采用新型间断缝合法，以避免牙龈退缩。

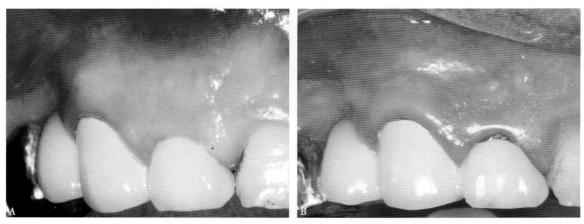

图 7-5　右上侧切牙、尖牙和第一前磨牙根尖外科手术后侧切牙牙龈退缩
A. 术前口内像　B. 术后 30 个月随访口内像

四、感觉异常

感觉异常是指由于碰撞、牵拉、撕裂或切断神经后所产生的灼热、针刺、瘙痒或麻木等异常的感觉。下颌前磨牙和第一磨牙根尖外科手术可损伤下齿槽神经和（或）颏神经，发生同侧唇部和颊部部分区域感觉异常。术后的炎性肿胀也可累及下齿槽神经和（或）颏神经，导致短暂的感觉异常。若神经没有被切断，4周内恢复正常感觉。有极少数的病例，需要数月才能恢复正常感觉。

五、术区感染

若术中无菌操作不严格、术后口腔卫生保持不良，可发生术区感染，如切口处牙龈糜烂（图7-6）。极少数的患者会发生严重的颌面部感染，若患者感觉呼吸困难，或者发生明显的持续疼痛等症状，应立即送至医院，进行全身抗感染和局部对症治疗。

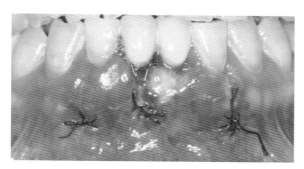

图7-6 切口糜烂

六、上颌窦穿孔和感染

上颌后牙的根尖外科手术过程可能会导致根尖区上颌窦黏膜穿通，或者根尖周炎症已经破坏骨质，穿通上颌窦。首先应该熟悉解剖结构、显微镜下仔细辨别上颌窦黏膜、小心根尖刮治等，避免上颌窦穿孔。若已发生穿孔，要最大限度地防止棉球、切除根尖、逆行充填材料等异物进入上颌窦内。应用碘仿纱条或与缝线相连的棉球覆盖穿通处，逆行充填时推荐使用易成型的生物陶瓷而非MTA，手术结束后取出碘仿纱条或与缝线相连的棉球（图7-7）。为防止形成上颌窦口漏，应嘱咐患者术后不要捏鼻鼓气，同时睡觉时抬高头部。预防性的使用抗生素以及盐酸伪麻黄碱和其他防止充血的药物。患者应在术后1周内进行复查。若穿孔区较大，请耳鼻喉专科医师会诊。

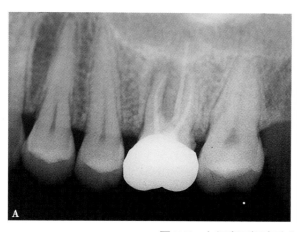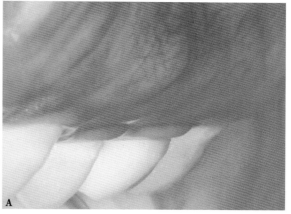

图7-7 上颌窦可疑穿孔左上第一磨牙根尖外科手术
A. 术前牙片 B. 口内像

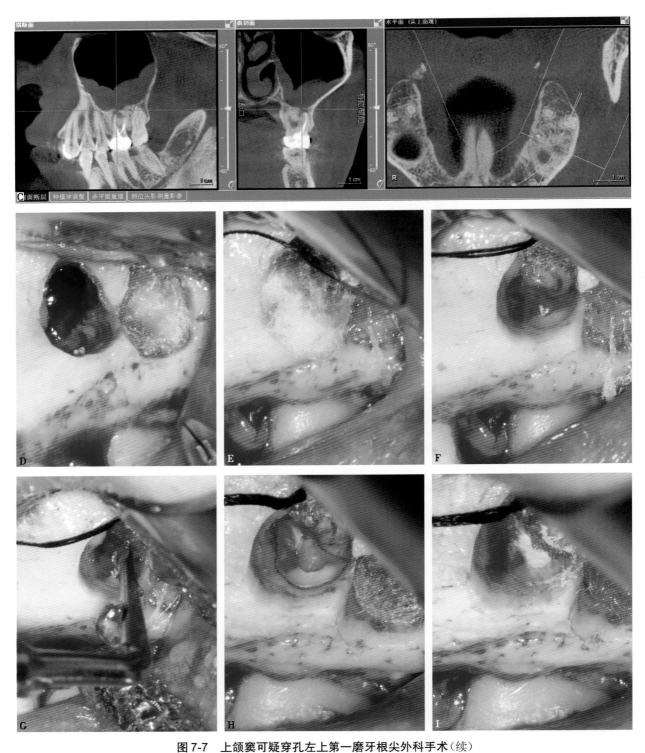

图 7-7　上颌窦可疑穿孔左上第一磨牙根尖外科手术（续）

C. CBCT 示近颊根根尖处上颌窦穿孔　D. 去骨开窗，见近颊根根尖处上颌窦可疑穿孔　E. 缝线打结于止血棉球，填塞穿孔处　F. 填塞后　G. 根管逆行预备　H. 预备后　I. 根管逆行充填

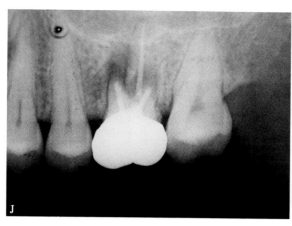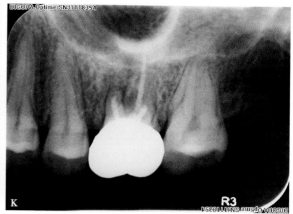

图 7-7　上颌窦可疑穿孔左上第一磨牙根尖外科手术（续）
J. 术后牙片　K. 术后 10 个月随访牙片

第八章

疗效评估

第一节 随访和疗效评估

一、随访

术后 1、3、6 及 12 个月随访,通过临床和放射学检查评价根尖周病损的愈合情况,确定初步疗效。其后每年随访。

1. 临床检查

检查患者症状,包括患牙黏膜是否红肿,有无窦道、脓肿形成,垂直向、侧向叩诊反应,根尖周区扣诊,松动度及牙周袋等。

2. 放射学评估

拍摄 X 线根尖片,必要时拍摄 CBCT 明确。

二、评估

1. 评估标准

按照以下评估标准(表 8-1)进行。

表 8-1 评估标准

	症状	体征	牙片	处理
痊愈	无	无	根尖周透射区消失,牙周膜腔正常、硬骨板完整	随访
好转	无	无	根尖周透射区范围明显缩小(随访时间短)	随访
不完全/疤痕	无	无	根尖周透射区范围明显缩小,但牙周膜腔较宽,呈新月形,硬骨板不完整	随访
不确定	无	可有	根尖周透射区范围有缩小但不明显	随访
失败	有	有	根尖周透射区范围不变或增大	再次手术或拔除

2. 典型病例

(1)好转和痊愈(图 8-1～图 8-3)

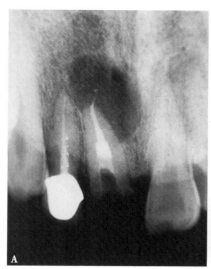
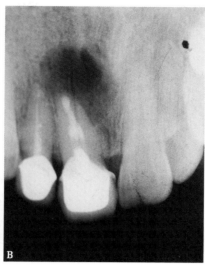
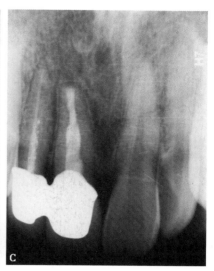

图 8-1 右上中切牙痊愈
A. 术前牙片　B. 术后牙片　C. 术后 15 个月随访牙片

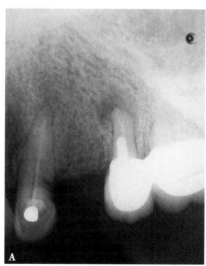

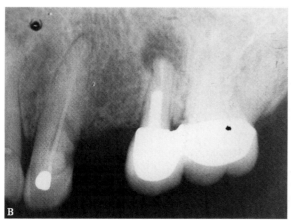
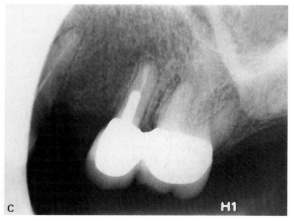

图 8-2 左上第二前磨牙痊愈
A. 术前牙片　B. 术后牙片　C. 术后 23 个月随访牙片

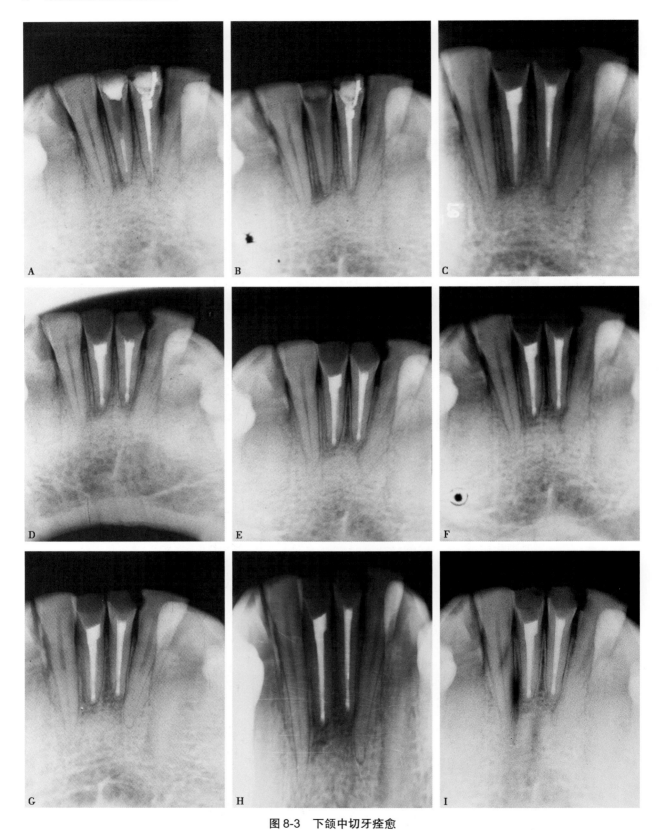

图 8-3　下颌中切牙痊愈

A. 术前牙片　B. 根管再治疗术中牙片　C. 根管再治疗术完成牙片　D. 术后牙片　E. 术后 5 个月随访牙片
F. 术后 9 个月随访牙片　G. 术后 11 个月随访牙片　H. 术后 20 个月随访牙片　I. 术后 26 个月随访牙片

（2）不完全/疤痕愈合（图8-4）

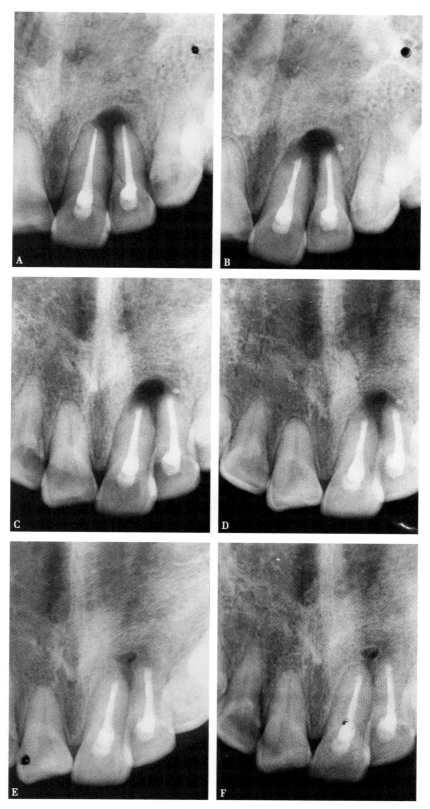

图8-4 左上中切牙、侧切牙疤痕愈合
A. 术前牙片　B. 术后牙片　C. 术后6个月随访牙片　D. 术后12个月随访牙片
E. 术后23个月随访牙片　F. 术后29个月随访牙片

（3）不确定（图 8-5）

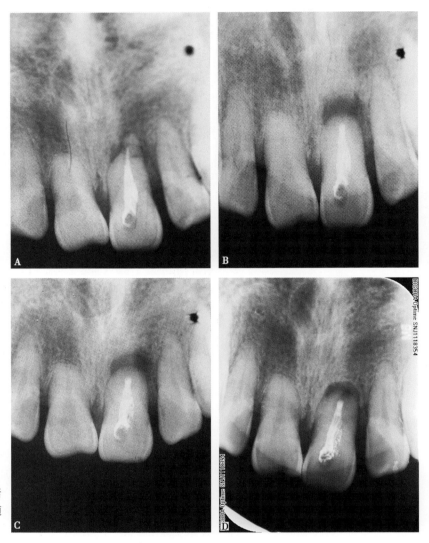

图 8-5 左上中切牙疗效不确定
A. 术前牙片　B. 术后牙片　C. 术后
1 个月随访牙片　D. 术后 32 个月随
访牙片

（4）失败（图 8-6）

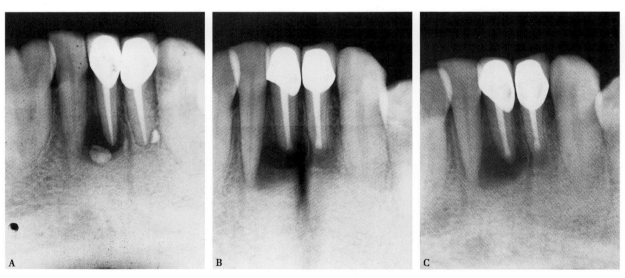

图 8-6 左下中切牙失败和侧切牙痊愈
A. 术前牙片　B. 术后牙片　C. 术后 2 个月随访牙片

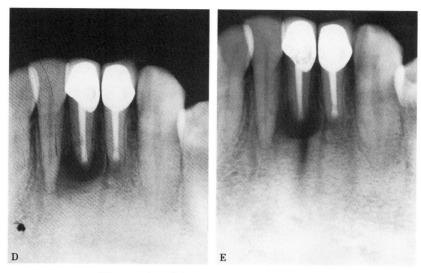

图 8-6 左下中切牙失败和侧切牙痊愈（续）
D. 术后 5 个月随访牙片　E. 术后 10 个月随访牙片

3. CBCT

当根尖片不能明确根尖周情况时，可以拍摄 CBCT 明确（图 8-7，图 8-8）。

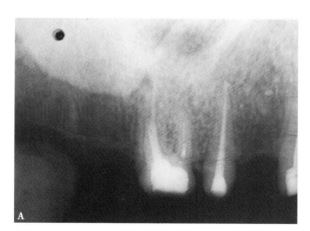

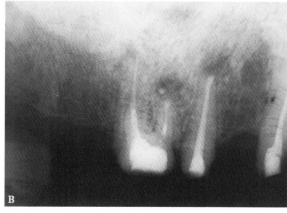

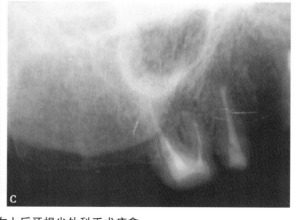

图 8-7 采用 CBCT 确定右上后牙根尖外科手术痊愈
A. 术前牙片　B. 右上第二前磨牙和第一磨牙近颊根根尖外科术后牙片　C. 术后 5 月随访牙片

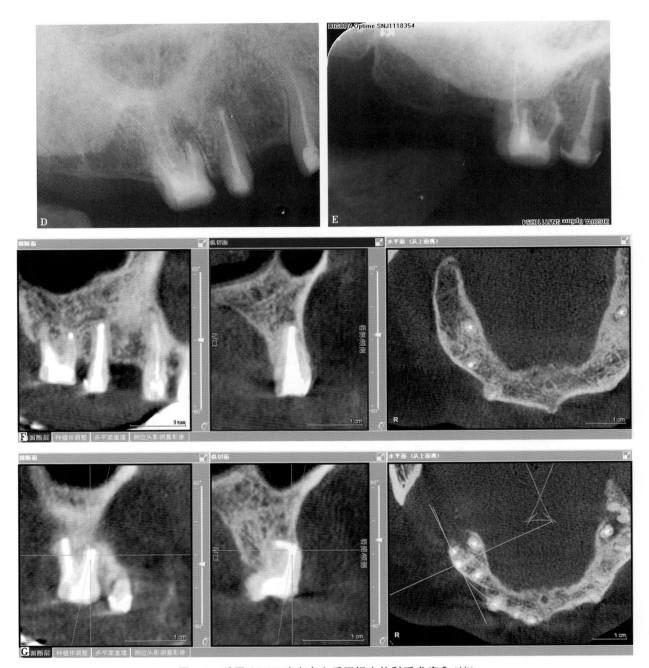

图 8-7 采用 CBCT 确定右上后牙根尖外科手术痊愈（续）

D. 右上第一磨牙近颊根再次行根尖外科术后牙片　E. 术后 16 个月复查牙片　F. CBCT 示右上第二前磨牙根尖周痊愈
G. CBCT 示右上第一磨牙根尖周痊愈

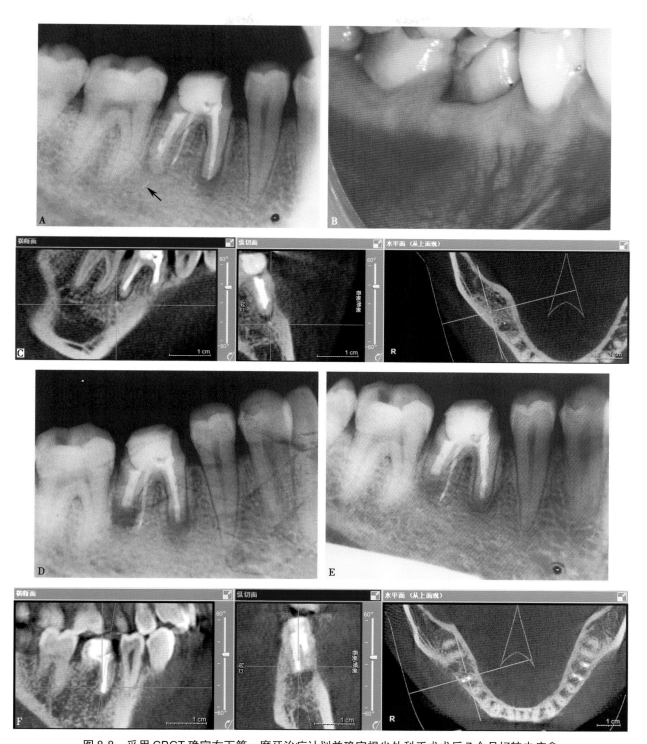

图 8-8 采用 CBCT 确定右下第一磨牙治疗计划并确定根尖外科手术术后 7 个月好转未痊愈

A. 术前牙片　B. 口内像　C. CBCT 冠状面、矢状面、水平面，示分离器械位置　D. 术后牙片　E. 术后 7 个月随访牙片 F. 术后 7 个月随访 CBCT 冠状面、矢状面、水平面，示近中根

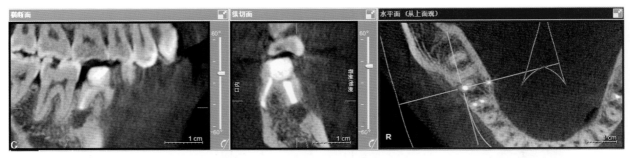

图 8-8　采用 CBCT 确定右下第一磨牙治疗计划并确定根尖外科手术术后 7 个月好转未痊愈（续）
G. CBCT 冠状面、矢状面、水平面，示远中根

三、愈合过程

显微根管外科术后患牙恢复期平均约为 7 个月（图 8-9），97% 无并发牙周病的患牙 1 年内痊愈。病损程度与恢复期相关，病损范围小，痊愈时间短（图 8-10）；相反，病损范围越大，痊愈所需时间越长（图 8-11）。

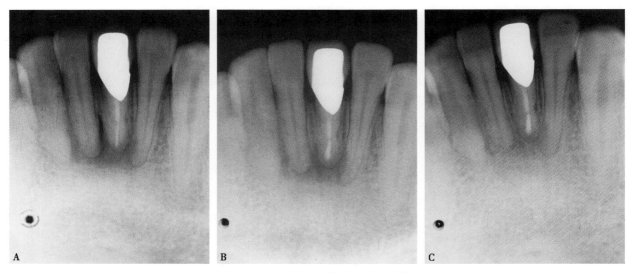

图 8-9　左下中切牙术后 7 个月痊愈
A. 术前牙片　B. 术后牙片　C. 术后 7 个月随访牙片

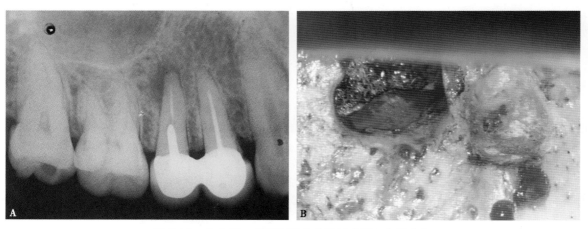

图 8-10　右上第一前磨牙根尖外科手术后 2 个月痊愈
A. 术前牙片　B. 根管逆行充填完成

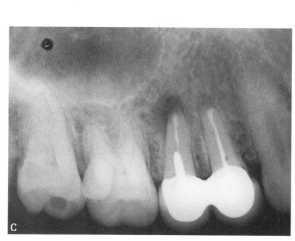
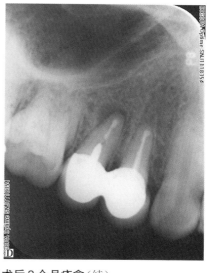

图 8-10　右上第一前磨牙根尖外科手术后 2 个月痊愈（续）

C. 术后牙片　D. 术后 2 个月随访牙片，示第一前磨牙痊愈

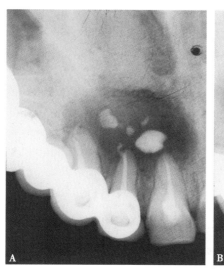
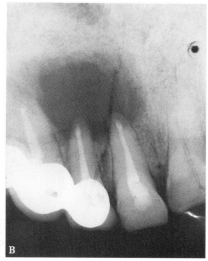

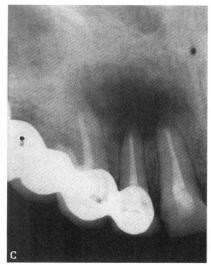
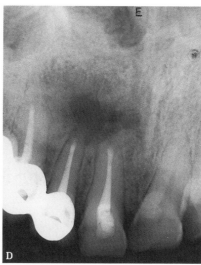
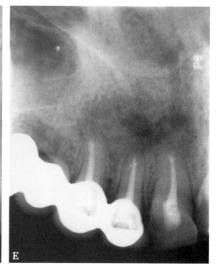

图 8-11　右上中切牙、侧切牙术后 30 个月明显好转未痊愈

A. 术前牙片　B. 术后牙片　C. 术后 6 个月随访牙片　D. 术后 16 个月随访牙片　E. 术后 30 个月随访牙片

四、成功率

笔者于 2010 年 7 月至 2012 年 12 月期间完成显微根尖外科手术 180 例共计 240 颗患牙,术后 1 年随访 152 例 207 颗患牙,成功率达 90.8%（188/207）。失败 18 例 19 颗患牙,主要原因为合并重度牙周炎和根裂（图 8-12）。

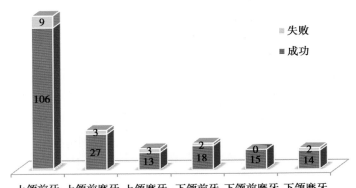

图 8-12 显微根尖外科手术 1 年随访成功率

五、疗效影响因素

根据患者性别、年龄、牙位、根尖周阴影类型、有无窦道以及临床应用类型分别统计手术疗效,组间差异均无统计学意义（P＞0.05）,有无牙周炎组间差异有统计学意义（P＜0.05）（图 8-13）。

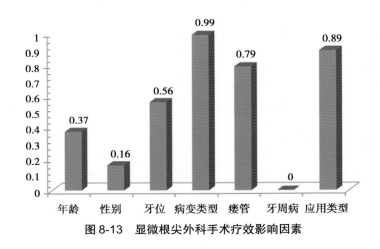

图 8-13 显微根尖外科手术疗效影响因素

第二节 失败原因和处理

一、失败原因

1. 根裂

根管外科术后根裂有可能是术前已发生而术中未能明确诊断,还有可能是术后多种原因导致的继发病变,目前根裂尚不能有效预防和治疗（图 8-14,图 8-15）。

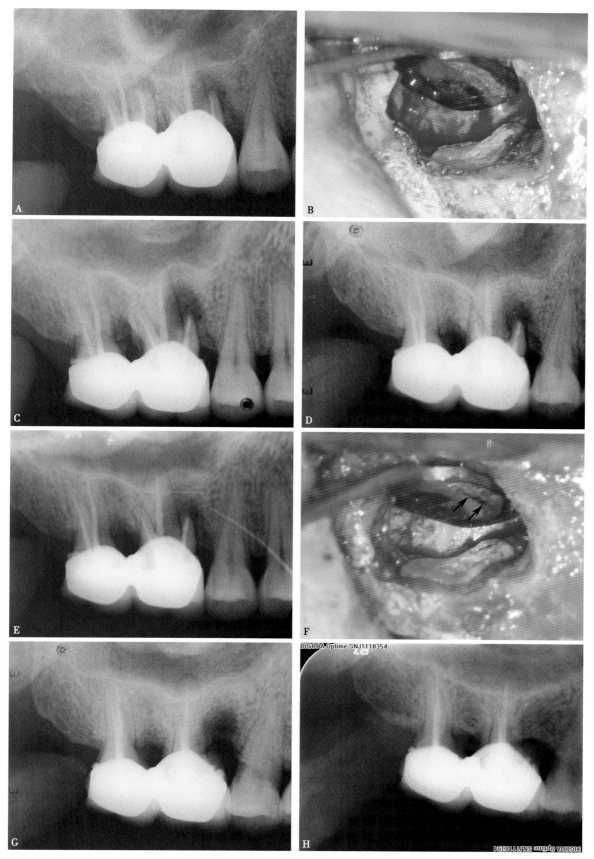

图 8-14 右上第一磨牙根尖外科手术失败行再次手术

A. 术前牙片 B. 近颊根根尖外科手术完成 C. 术后牙片 D. 术后 2 个月随访牙片 E. 牙胶示踪牙片示窦道来源近颊根 F. 再次手术，探查见近颊根根裂 G. 术后牙片 H. 再次手术后 14 个月随访牙片

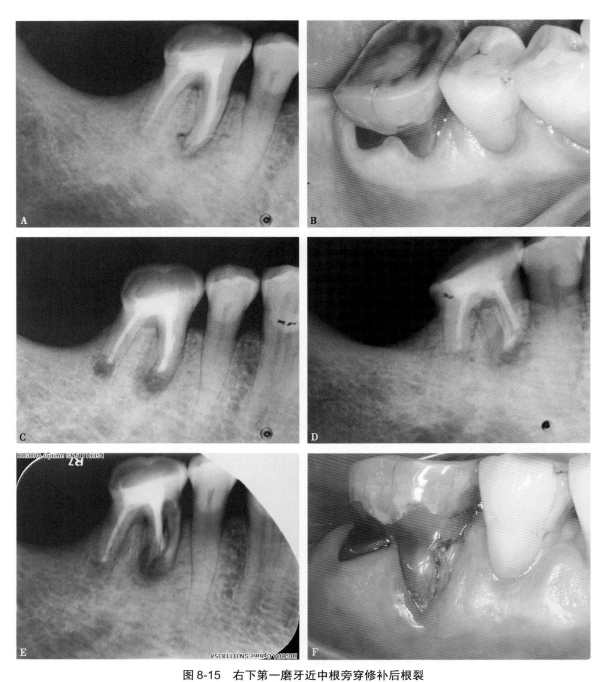

图 8-15 右下第一磨牙近中根旁穿修补后根裂
A. 术前牙片 B. 口内像 C. 术后牙片 D. 术后 4 个月随访牙片 E. 术后 20 个月随访近中根裂 F. 口内像

2. 牙周病

存在重度牙髓牙周联合病变的患牙,因为感染可通过牙周途径影响根尖周愈合,预后不良,是显微根尖外科的相对禁忌证(图 8-16)。

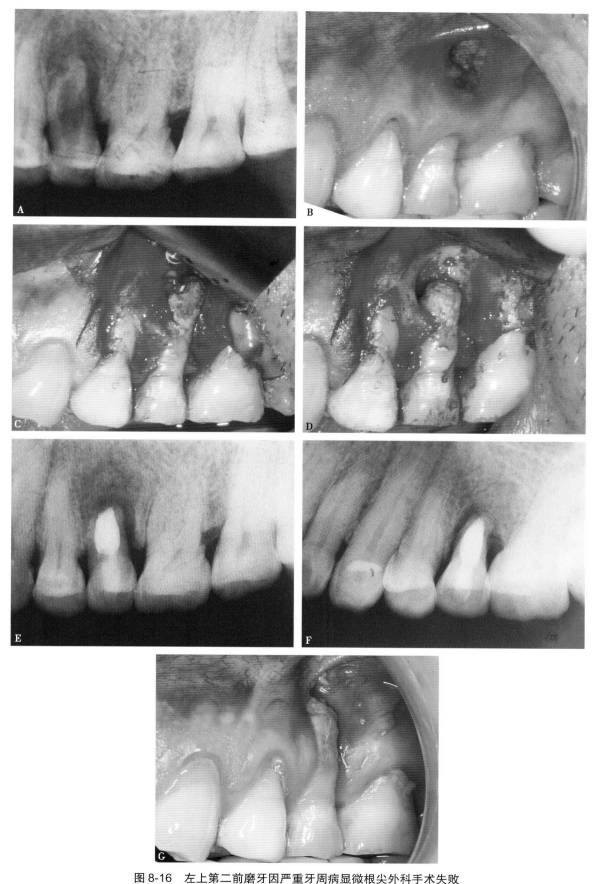

图 8-16 左上第二前磨牙因严重牙周病显微根尖外科手术失败

A. 术前牙片 B. 口内像 C. 翻瓣 D. 根尖外科手术完成 E. 术后牙片 F. 术后 17 个月随访牙片 G. 口内像

3. 畸形舌侧沟

严重的畸形舌侧沟存在牙周至根尖周的感染途径,单纯的根管外科手术易发生失败(图8-17)。

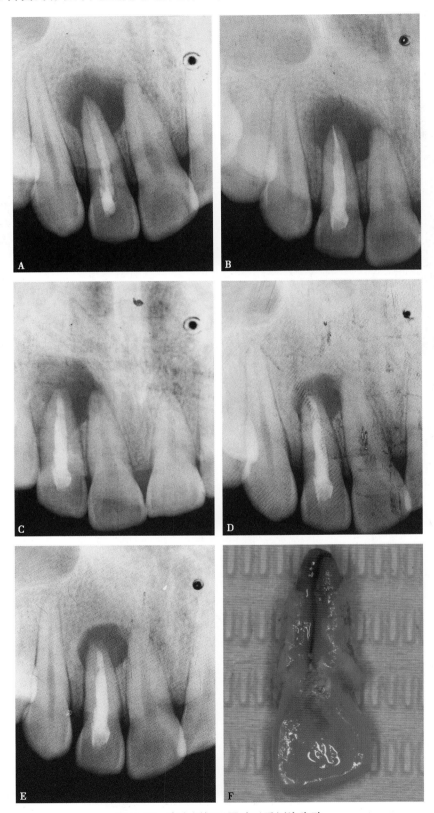

图 8-17 右上侧切牙因畸形舌侧沟失败

A. 术前牙片 B. 根管再治疗术后牙片 C. 显微根尖外科手术后牙片 D. 术后8个月随访牙片

E. 术后8个月随访牙片 F. 拔除后见畸形舌侧沟延伸至根尖

4. 咬合创伤

明显咬合创伤使牙齿受过大应力，特别是单根牙的尖周区，延缓甚至阻碍根管外科术后愈合过程，需要进行咬合调整（图8-18）。

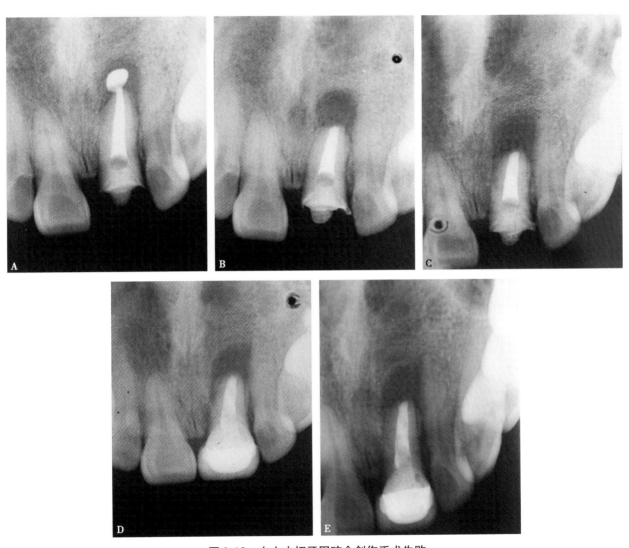

图8-18 左上中切牙因咬合创伤手术失败
A. 术前牙片 B. 术后牙片 C. 术后2个月随访牙片 D. 术后9个月随访牙片 E. 术后11个月随访牙片

5. 牙外伤后

牙外伤后牙髓牙周组织发生复杂变化，具体机理仍未明确。多颗上前牙牙外伤后根管治疗欠填、超填以及叩痛和根尖周区压痛等情况，显微根尖外科手术后经历较长时间的随访，牙片显示痊愈，但是患者自觉症状无明显缓解（图8-19）。

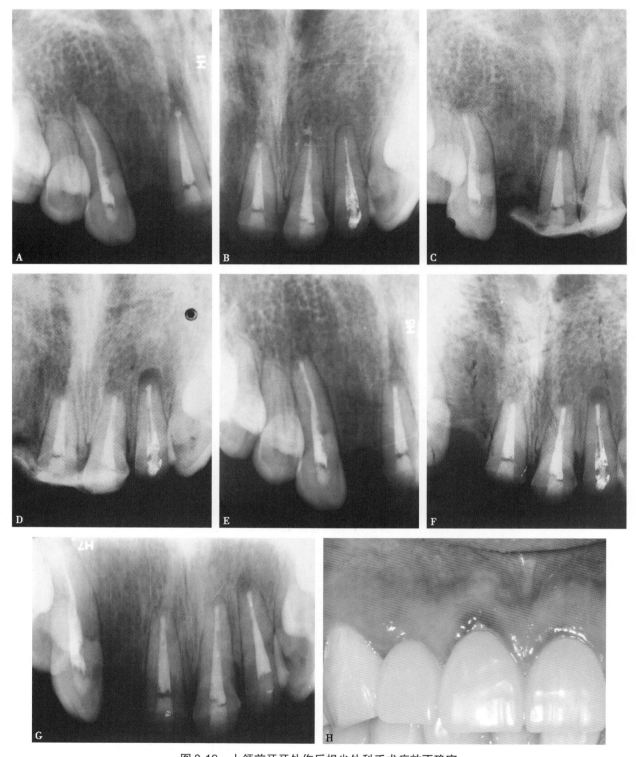

图 8-19 上颌前牙牙外伤后根尖外科手术疗效不确定

A. 术前牙片　B. 术前牙片　C. 术后牙片　D. 术后牙片　E. 术后 2 个月随访牙片

F. 术后 2 个月随访　G. 左上侧切牙行根管再治疗　H. 口内像

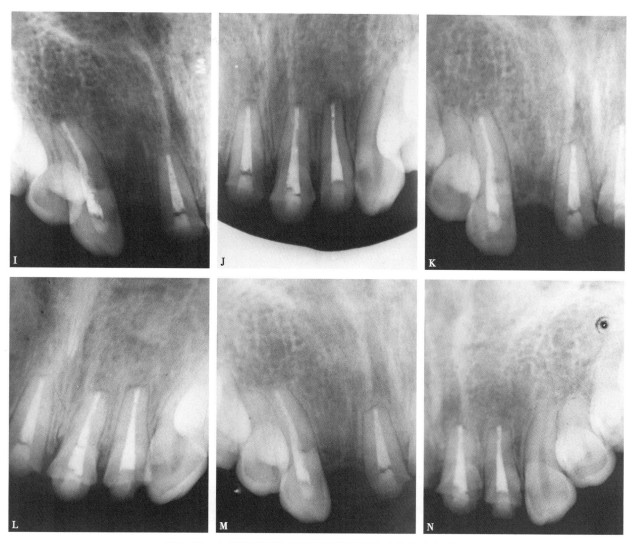

图 8-19 上颌前牙牙外伤后根尖外科手术疗效不确定（续）
I. 术后 3 个月随访牙片　J. 术后 3 个月随访牙片　K. 术后 7 个月随访牙片
L. 术后 7 个月随访牙片　M. 术后 14 个月随访牙片　N. 术后 14 个月随访牙片

6. 不明原因

左上颌中切牙、侧切牙和第一前磨牙根管治疗后疾病行显微根尖外科手术，术后窦道消失、牙片示根尖周痊愈，但患者自觉面颊部肿胀，临床检查无明显异常。患者坚持拔除左上侧切牙，离体牙显微镜下探查显示牙根无微裂、外吸收和根骨粘连，逆行充填良好无微渗漏。自觉面颊部仍然肿胀。经反复会诊，原因不明（图 8-20）。

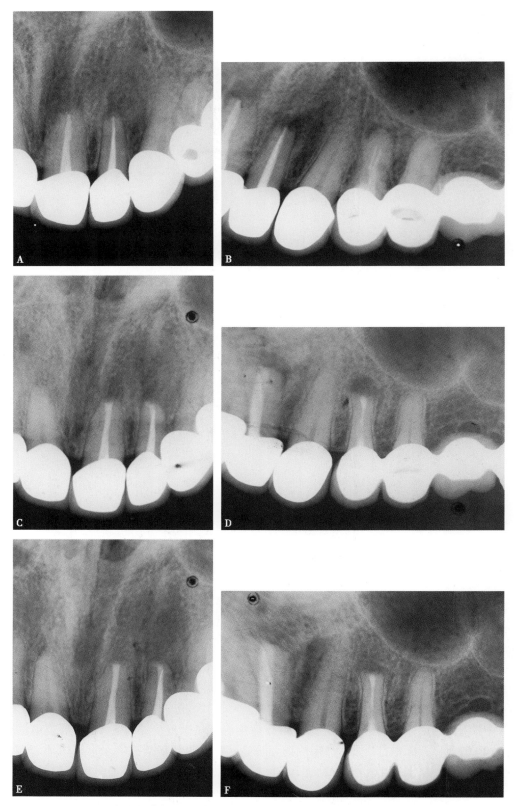

图 8-20　左上颌中切牙、侧切牙和第一前磨牙显微根尖外科手术疗效不确定
A. 术前牙片　B. 术前牙片　C. 术后牙片　D. 术后牙片　E. 术后 4 个月随访牙片　F. 术后 4 个月随访牙片

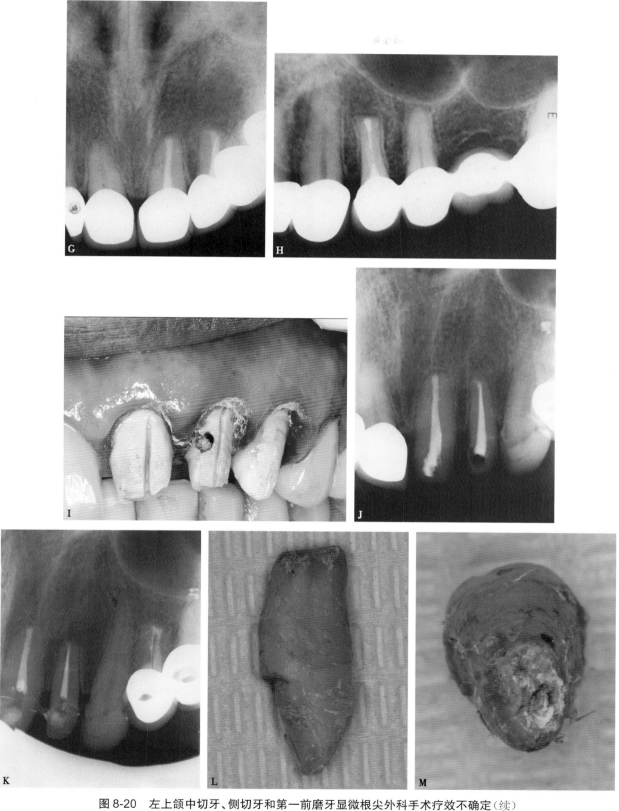

图 8-20 左上颌中切牙、侧切牙和第一前磨牙显微根尖外科手术疗效不确定（续）

G. 术后 7 个月随访牙片　H. 术后 7 个月随访牙片　I. 拆除全冠后口内像　J. 牙片示根尖周组织痊愈　K. 牙片示根尖周组织痊愈　L. 患者强烈要求拔除左上侧切牙　M. 离体牙根尖面观，示 MTA 逆行充填良好

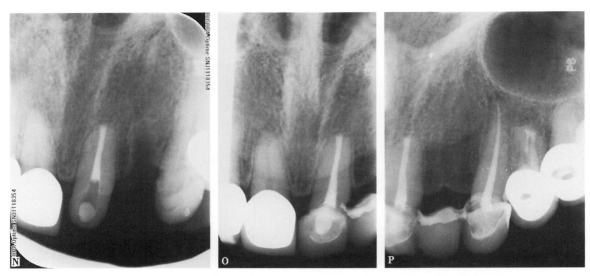

图 8-20　左上颌中切牙、侧切牙和第一前磨牙显微根尖外科手术疗效不确定（续）
N. 术后 14 个月随访牙片　O. 术后 22 个月随访牙片　P. 术后 22 个月随访牙片

二、处理

1. 再次手术

当临床随访确定手术失败时，需要行再次手术探查以确定失败原因。针对失败原因进行相应处理，预后良好（图 8-21）。仍然不能确定失败原因时，行根尖周刮治后随访。

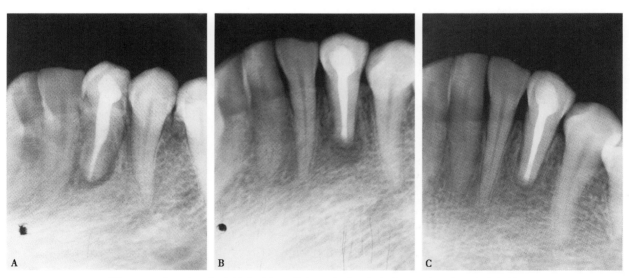

图 8-21　左下尖牙根尖骨穿孔行显微根尖外科手术失败后再次手术行根尖修整
A. 术前牙片　B. 术后牙片　C. 术后 4 个月随访牙片

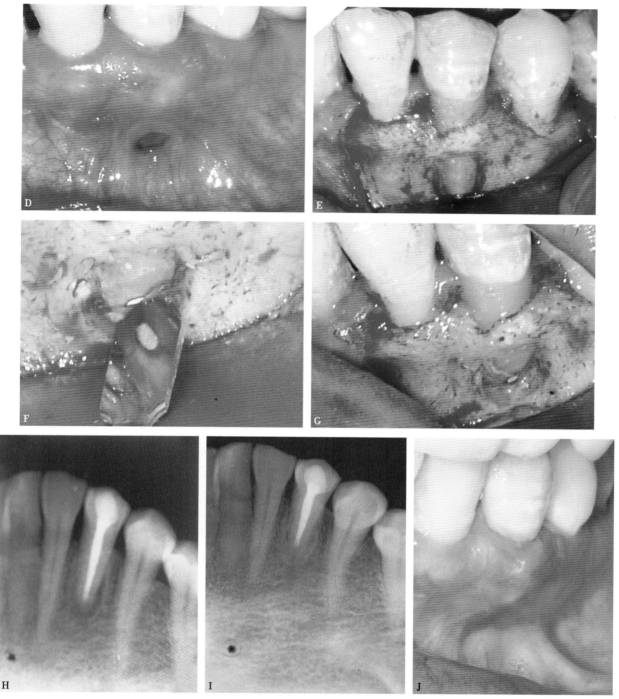

图 8-21　左下尖牙根尖骨穿孔行显微根尖外科手术失败后再次手术行根尖修整（续）
D. 口内像，示根尖暴露　E. 二次手术，翻瓣　F. 探查，示 MTA 充填良好　G. 根尖修整
H. 二次手术后牙片　I. 二次手术后 6 个月随访牙片　J. 口内像

2. 牙根手术或拔除

再次手术时，发现根裂、内外吸收等无法修复的情况，多根牙或联冠患牙可行截根术、半切术等（图 8-22），否则拔除患牙（图 8-17，图 8-20）。

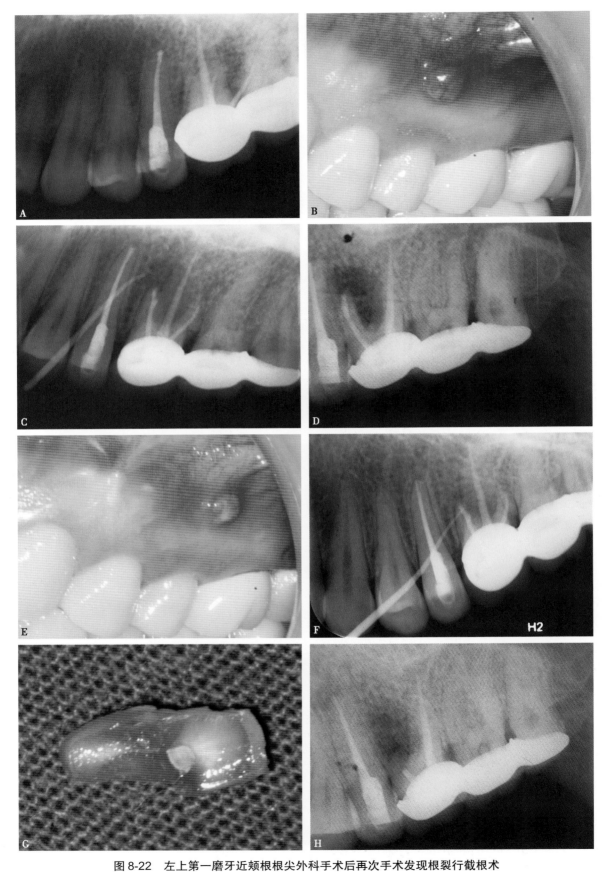

图 8-22 左上第一磨牙近颊根根尖外科手术后再次手术发现根裂行截根术

A. 术前牙片 B. 口内像,示窦道 C. 牙胶示踪牙片 D. 近颊根行根尖外科手术 E. 术后 6 个月再次出现窦道
F. 牙胶示踪牙片,示窦道来源近颊根 G. 近颊根根裂,行截根术 H. 术后牙片

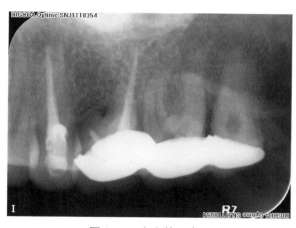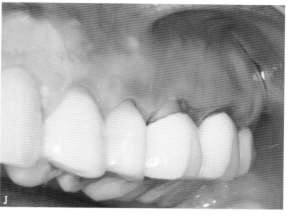

图 8-22　左上第一磨牙近颊根根尖外科手术后再次手术发现根裂行截根术（续）

I. 再次手术后 23 个月随访牙片　J. 口内像

第九章

临床应用

第一节 手术探查

一、根裂（图9-1）

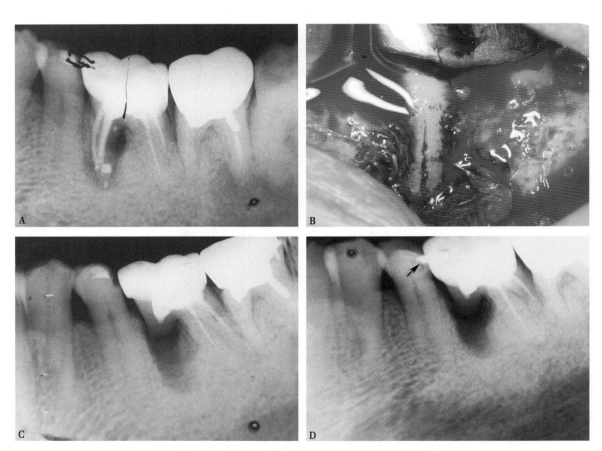

图9-1 左下第一磨牙手术探查发现近中根根裂

A. 术前牙片 B. 探查见近中根根裂 C. 术后牙片 D. 与第二前磨牙Ⅱ类洞借助牙钻和树脂形成粘接桥

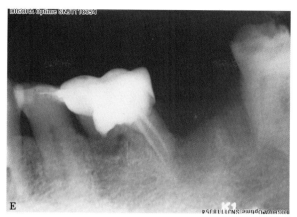

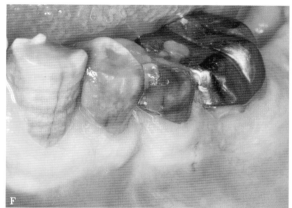
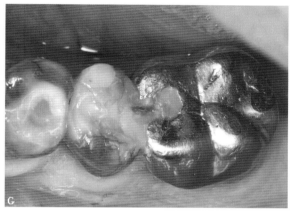

图9-1 左下第一磨牙手术探查发现近中根根裂（续）
E. 术后55个月随访牙片　F. 口内像　G. 咬合面像示粘接桥良好

二、原因不明

参见第五章第九节图5-119所示病例。

第二节　临床应用类型

一、根管治疗术失败（图9-2）

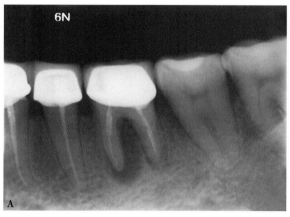
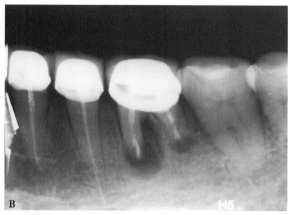

图9-2 左下第一磨牙根尖周炎行显微根尖外科手术
A. 术前牙片　B. 术后牙片

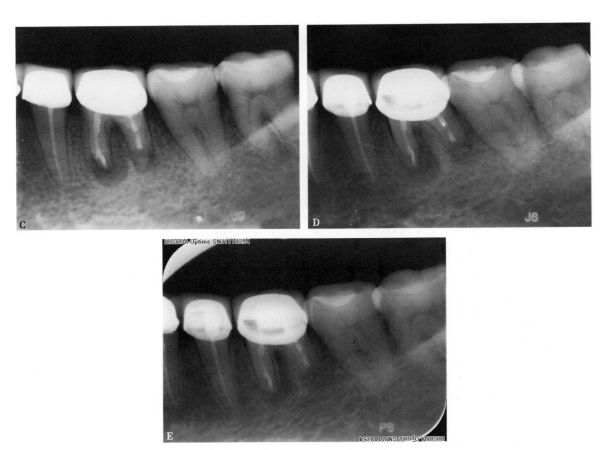

图 9-2 左下第一磨牙根尖周炎行显微根尖外科手术（续）

C. 术后 2 个月随访牙片 D. 术后 4 个月随访牙片 E. 术后 10 个月随访牙片

二、根尖周囊肿（图 9-3，图 9-4）

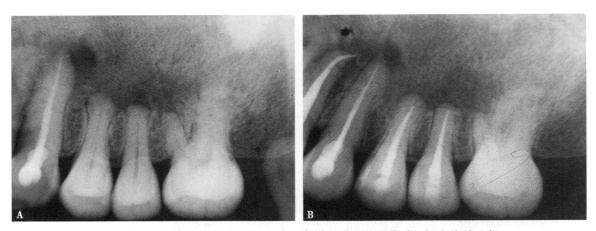

图 9-3 左上侧切牙、尖牙、第一和第二前磨牙因根尖周囊肿行根尖外科手术

A. 术前牙片 B. 术后牙片

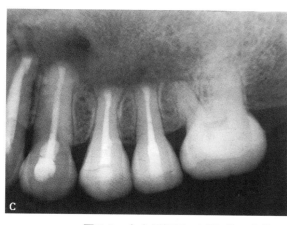
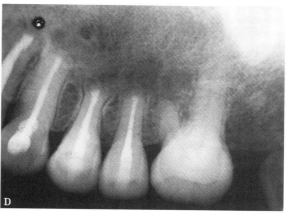

图 9-3　左上侧切牙、尖牙、第一和第二前磨牙因根尖周囊肿行根尖外科手术（续）
C. 术后 1 个月随访牙片　D. 术后 17 个月随访牙片

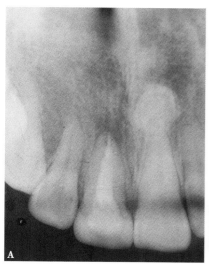
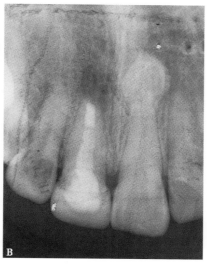
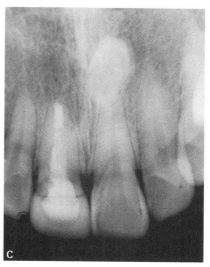

图 9-4　右上中切牙根尖周囊肿行根尖外科手术
A. 术前牙片　B. 术后牙片　C. 术后 12 个月随访牙片

三、根管钙化（图 9-5～图 9-7）

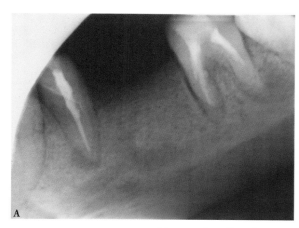
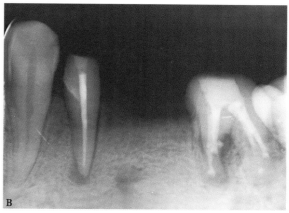

图 9-5　左下第一磨牙根尖段根管钙化行根尖外科手术
A. 术前牙片　B. 术后牙片

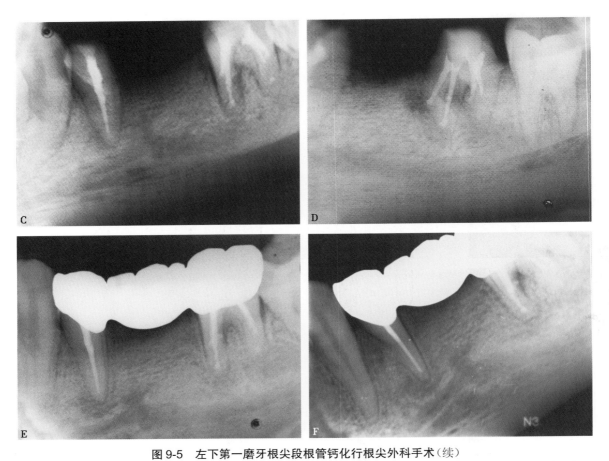

图9-5 左下第一磨牙根尖段根管钙化行根尖外科手术（续）

C. 术后1个月随访牙片　D. 术后3个月随访牙片　E. 术后8个月随访牙片　F. 术后8个月随访牙片（偏角投照）

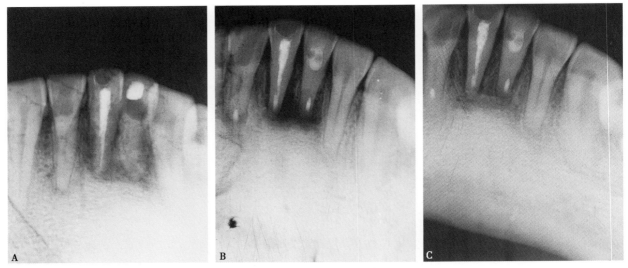

图9-6 左下侧切牙和右下中切牙因根管钙化行根尖外科手术

A. 术前牙片　B. 术后牙片　C. 术后10个月随访牙片

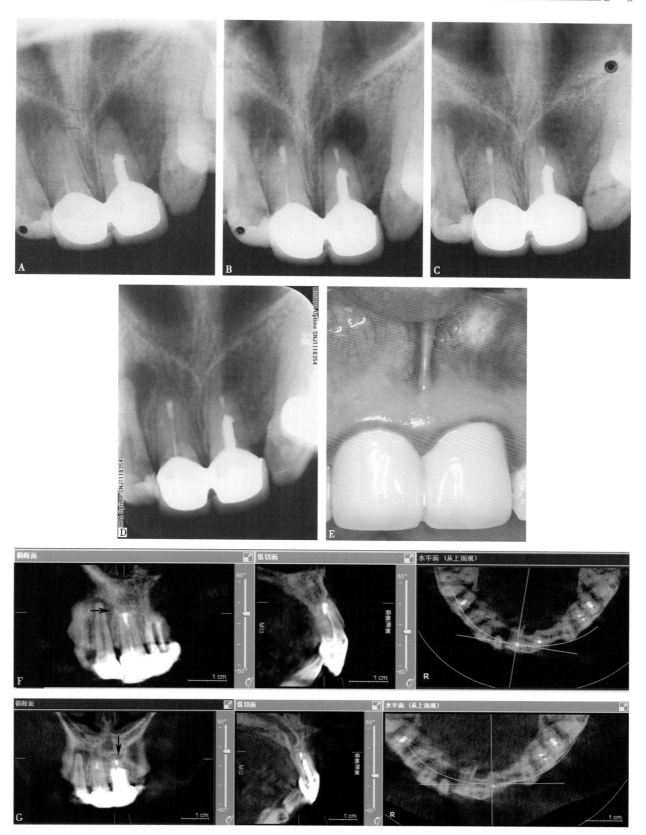

图 9-7　上颌中切牙根管钙化行根尖外科手术

A. 术前牙片　B. 术后牙片　C. 术后 5 个月随访牙片　D. 术后 31 个月随访牙片　E. 口内像　F. CBCT 示右上中切牙根尖周痊愈（→右上侧切牙根尖周阴影）　G. CBCT 示左上中切牙根尖周疤痕愈合（↓）

四、根尖孔敞开（图9-8，图9-9）

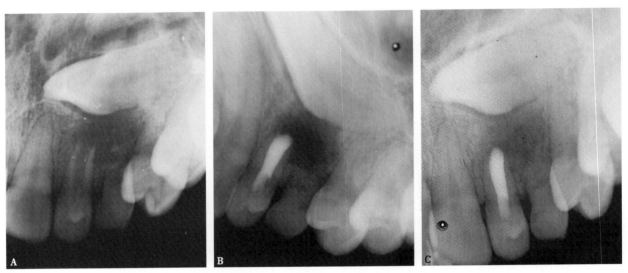

图9-8 左上侧切牙根尖孔敞开和乳尖牙滞留行根尖外科手术
A. 术前牙片　B. 术后牙片　C. 术后4个月随访牙片

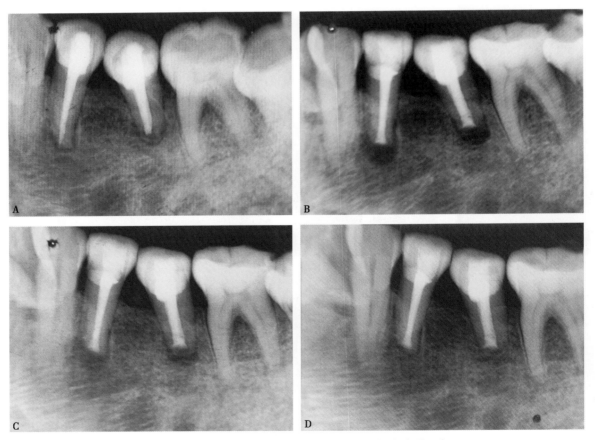

图9-9 左下第一、第二前磨牙根尖孔敞开行根尖外科手术
A. 术前牙片　B. 术后牙片　C. 术后1个月随访牙片　D. 术后5个月随访牙片

五、根尖骨穿孔（图 9-10）

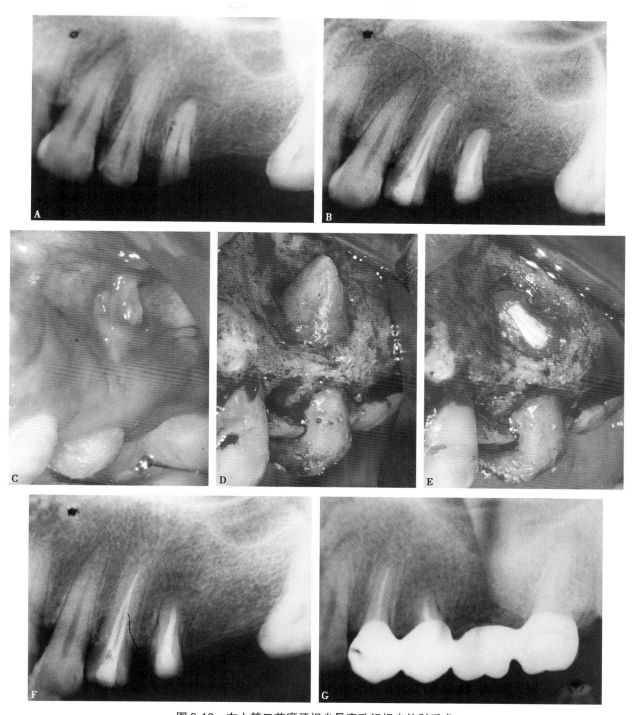

图 9-10　左上第二前磨牙根尖骨穿孔行根尖外科手术

A. 术前牙片　B. 根管治疗术后牙片　C. 口内像　D. 翻瓣　E. 根尖外科手术完成
F. 术后牙片　G. 术后 22 个月随访牙片

六、特殊根管系统

1. 峡部（图 9-11，图 9-12）

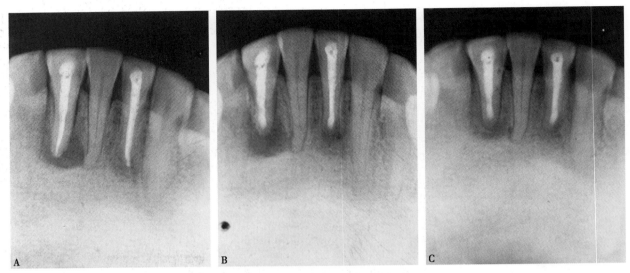

图 9-11 右下中切牙管间峡部
A. 术前牙片　B. 术后牙片　C. 术后 5 个月随访牙片

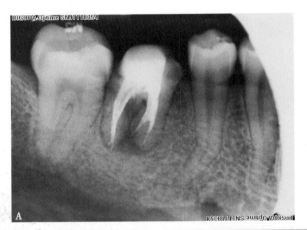

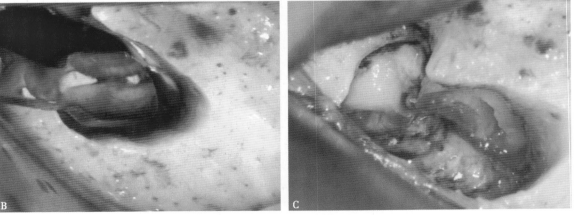

图 9-12 右下第一磨牙近中根峡部
A. 术前牙片　B. 探查见近中根颊舌向峡部　C. 根管逆行预备完成

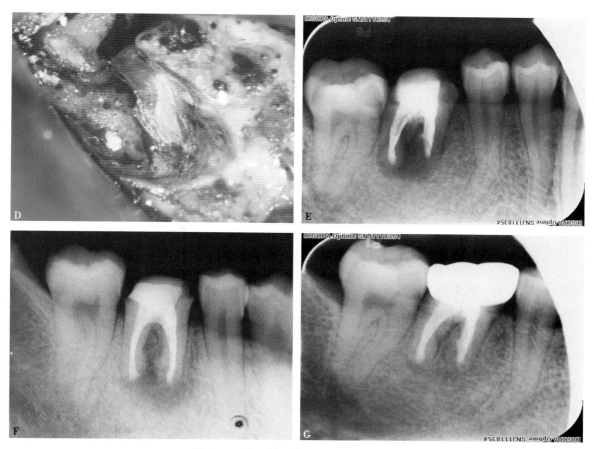

图9-12 右下第一磨牙近中根峡部（续）
D. 根管逆行充填　E. 术后牙片　F. 术后2个月随访牙片　G. 术后9个月随访牙片

2. C形根管（图9-13，图9-14）

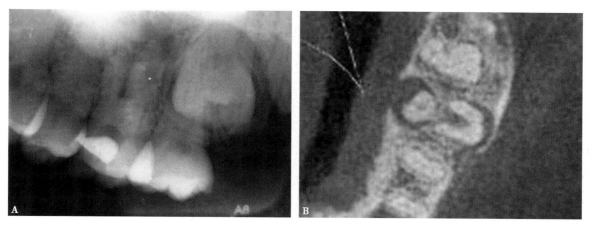

图9-13 左上第一磨牙近远颊根融合，形成C形根管（参见图2-15）
A. 术前牙片　B. CBCT水平面

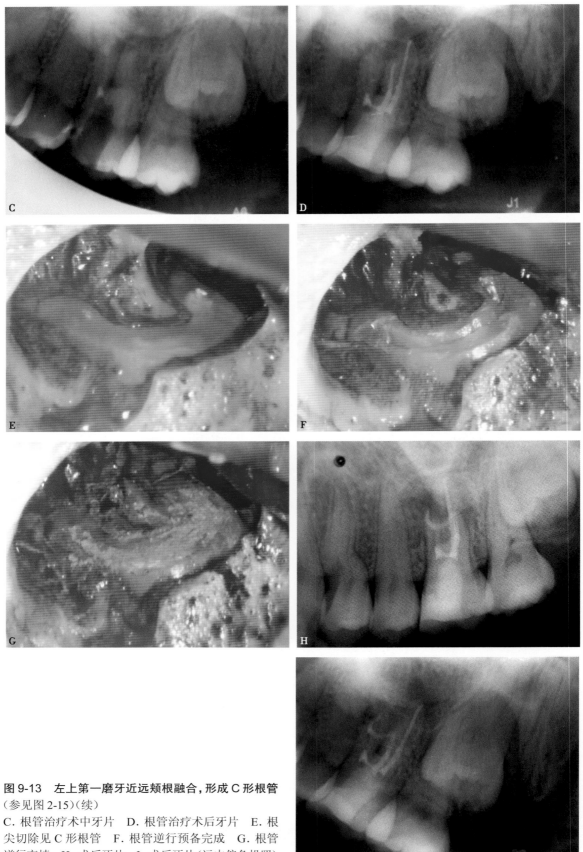

图9-13　左上第一磨牙近远颊根融合，形成C形根管
（参见图2-15）（续）
C. 根管治疗术中牙片　D. 根管治疗术后牙片　E. 根尖切除见C形根管　F. 根管逆行预备完成　G. 根管逆行充填　H. 术后牙片　I. 术后牙片（远中偏角投照）

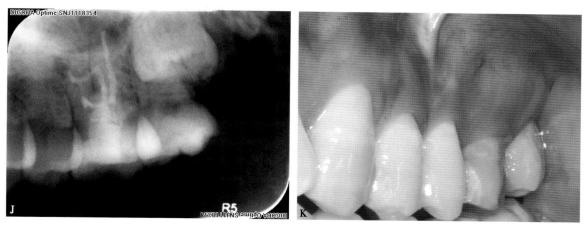

图9-13 左上第一磨牙近远颊根融合,形成C形根管(参见图2-15)(续)

J. 术后16个月随访牙片　K. 口内像

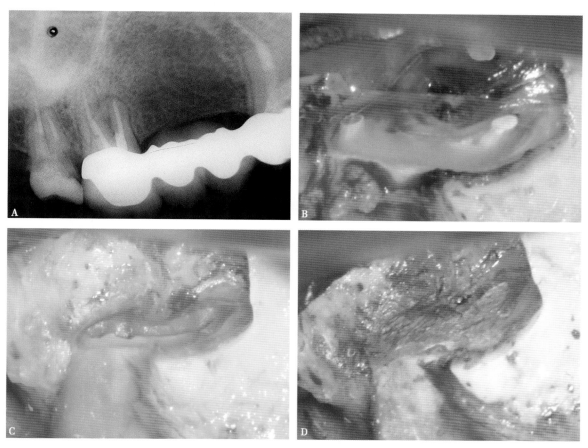

图9-14 右上第一磨牙近远颊根融合,形成C形根管

A. 术前牙片　B. 根尖切除见C形根管　C. 根管逆行预备完成　D. 根管逆行充填

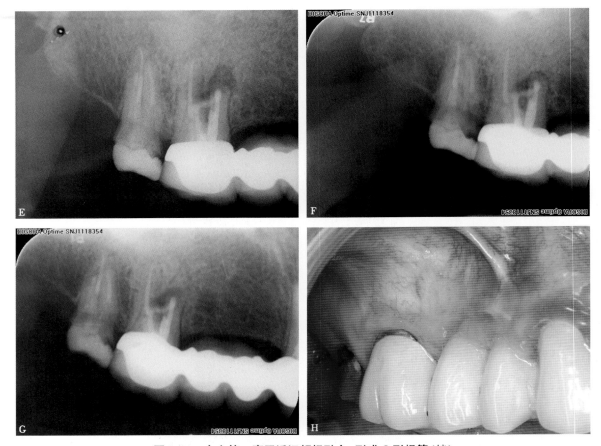

图 9-14 右上第一磨牙近远颊根融合，形成 C 形根管（续）

E. 术后牙片　F. 术后 12 个月随访牙片　G. 术后 12 个月随访牙片　H. 口内像

3. 根管侧支（图 9-15）

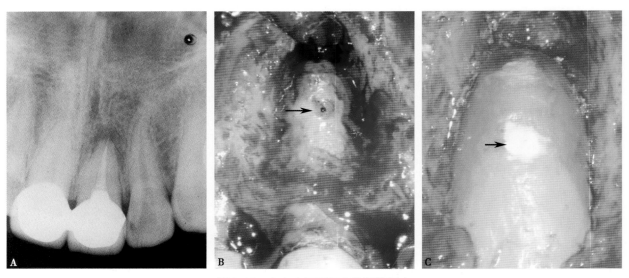

图 9-15 左上中切牙根尖段根管侧支

A. 术前牙片　B. 探查见根尖段根管侧支　C. 根管逆行充填后

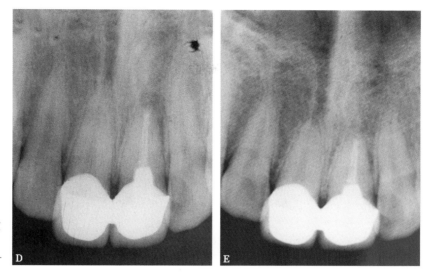

图 9-15　左上中切牙根尖段根管侧支
（续）
D. 术后牙片　E. 术后 13 个月随访牙片

4. 畸形舌侧沟（图 9-16，图 9-17）

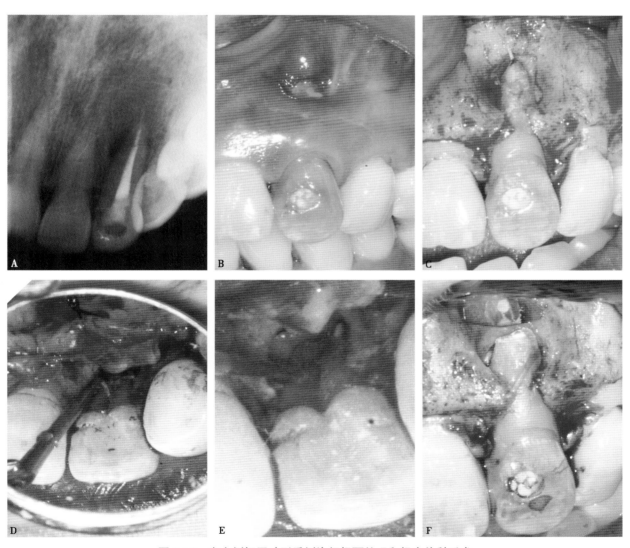

图 9-16　左上侧切牙畸形舌侧沟行根面处理和根尖外科手术
A. 术前牙片　B. 口内像　C. 翻瓣　D. 舌侧翻瓣，超声工作尖清理畸形舌侧沟
E. 根面处理剂处理舌侧根面　F. 根尖外科手术完成

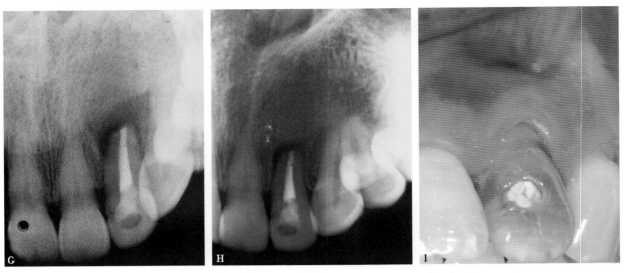

图 9-16 左上侧切牙畸形舌侧沟行根面处理和根尖外科手术（续）
G. 术后牙片 H. 术后 11 个月随访牙片 I. 口内像

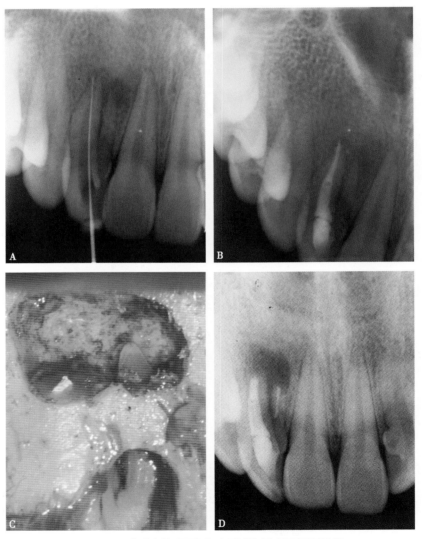

图 9-17 右上侧切牙因畸形舌侧沟呈现双根双根管
A. 术前牙片 B. 根管治疗术后牙片 C. 去骨开窗 D. 术后牙片

5. 牙中牙（图 9-18）

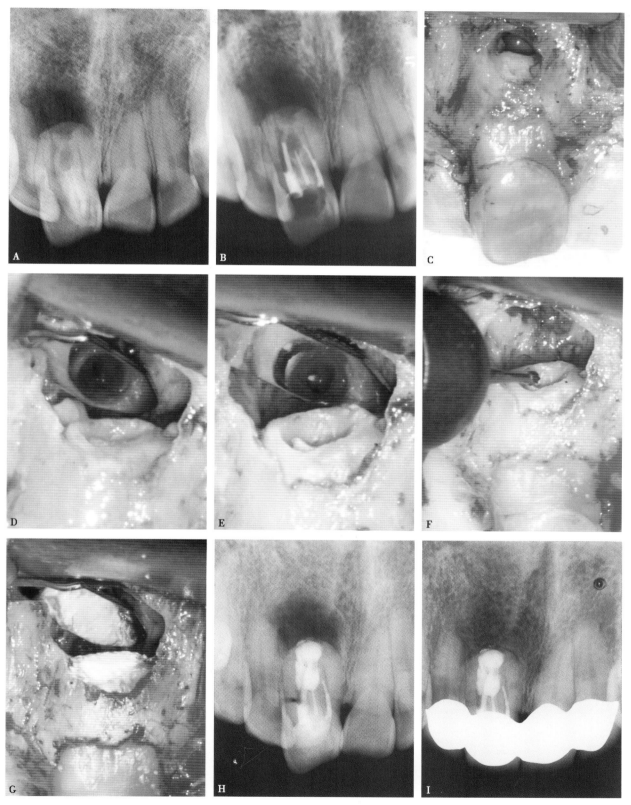

图 9-18 右上中切牙牙中牙畸形
A. 术前牙片 B. 根管治疗术后牙片 C. 翻瓣 D. 探查 E. 换角度探查 F. 球钻磨除内陷牙体组织
G. 根管逆行充填 H. 术后牙片 I. 术后 7 个月随访牙片

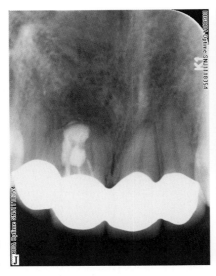
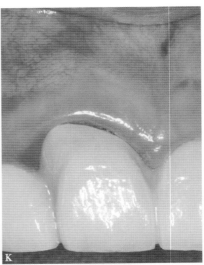

图 9-18 右上中切牙牙中牙畸形（续）
J. 术后 23 个月随访牙片 K. 口内像

七、粗大根管桩（图 9-19～图 9-21）

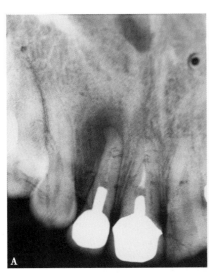
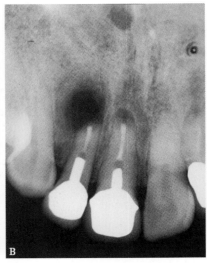
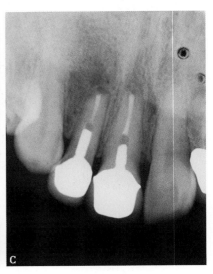

图 9-19 右上中切牙、侧切牙粗大根管桩
A. 术前牙片 B. 术后牙片 C. 术后 15 个月随访牙片

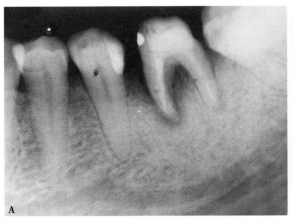
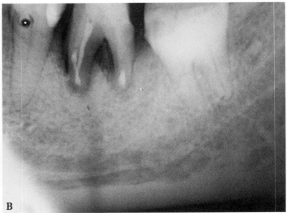

图 9-20 左下第一磨牙长纤维桩
A. 术前牙片 B. 术后牙片

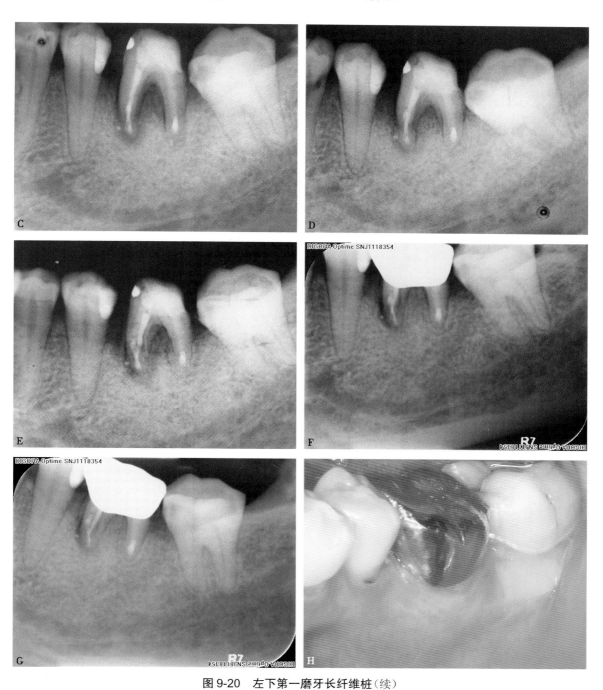

图 9-20　左下第一磨牙长纤维桩(续)
C. 术后 1 个月随访牙片　　D. 术后 3 个月随访牙片　　E. 术后 6 个月随访牙片
F. 术后 17 个月随访牙片（偏角投照）　G. 术后 17 个月随访牙片　　H. 口内像

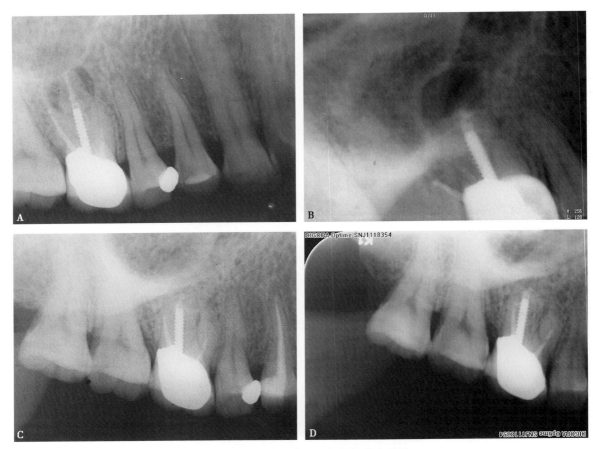

图 9-21 上颌第一磨牙腭根长螺纹金属桩
A. 术前牙片 B. 术后牙片 C. 术后 18 个月随访牙片 D. 术后 57 个月随访牙片

八、根管内外分离器械（图 9-22，图 9-23）

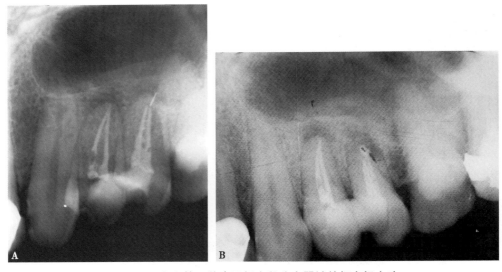

图 9-22 左上第二前磨牙根尖段分离器械并超出根尖孔
A. 术前牙片 B. 术后牙片

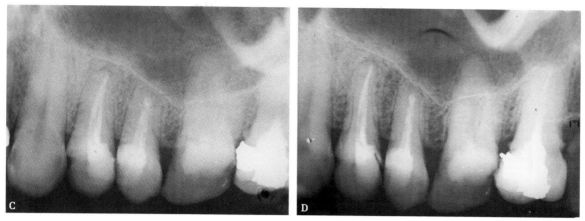

图 9-22 左上第二前磨牙根尖段分离器械并超出根尖孔（续）
C. 术后 11 个月随访牙片　D. 术后 16 个月随访牙片

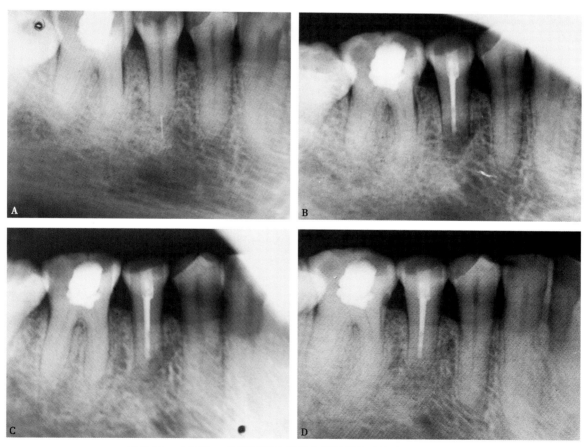

图 9-23 右下第二前磨牙根尖段分离器械并超出根尖孔，近颊孔
A. 术前牙片　B. 术后牙片　C. 术后 6 个月随访牙片　D. 术后 11 个月随访牙片

九、根管外异物（图9-24，图9-25）

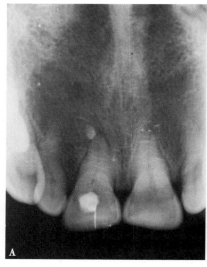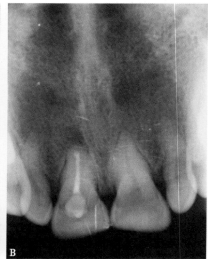

图9-24　右上中切牙根管外异物
（参见图5-107）
A. 术前牙片　B. 术后牙片

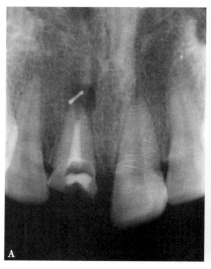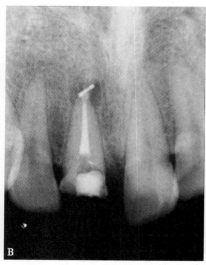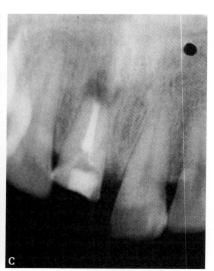

图9-25　右上中切牙根管外牙钻（参见图5-106）
A. 术前牙片　B. 根管治疗术后牙片　C. 术后牙片

十、根管偏移/旁穿（图9-26）

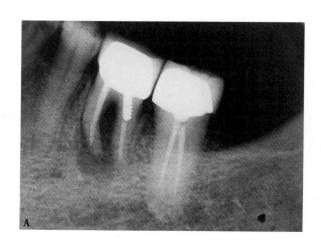

图9-26　左下第一磨牙近中根根管旁穿
A. 术前牙片

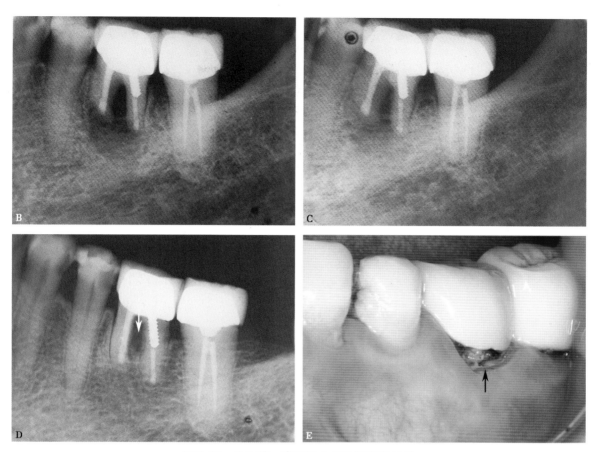

图 9-26 左下第一磨牙近中根根管旁穿（续）
B. 术后牙片 C. 术后 5 个月随访牙片 D. 术后 29 个月随访牙片（↓根分叉处龋坏） E. 口内像（↑龋坏）

十一、超填（图 9-27～图 9-29）

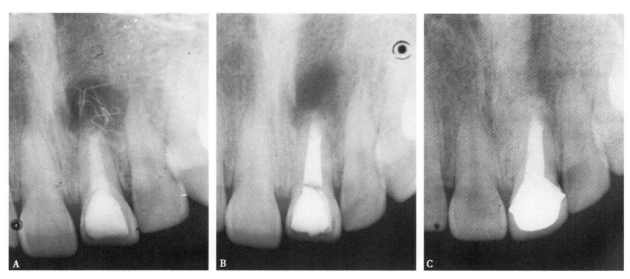

图 9-27 左上中切牙根管外牙胶
A. 术前牙片 B. 术后牙片 C. 术后 39 个月随访牙片

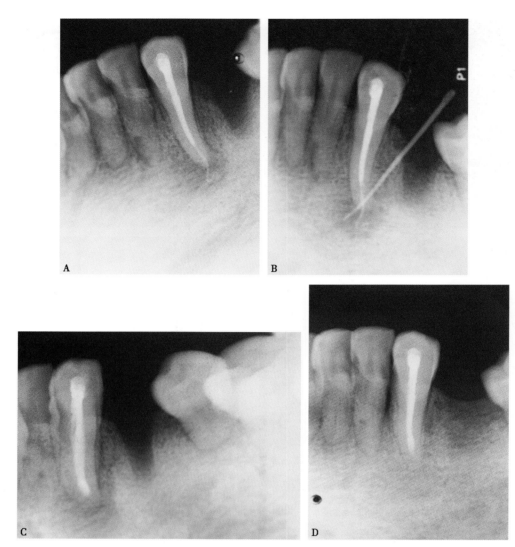

图 9-28 左下尖牙超填
A. 术前牙片 B. 牙胶示踪牙片 C. 术后牙片 D. 术后 17 个月随访牙片

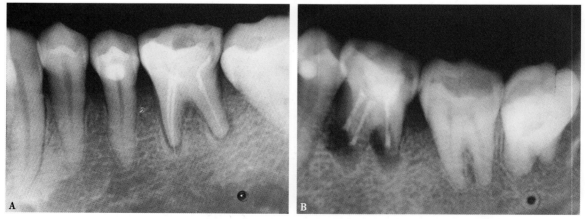

图 9-29 左下第一磨牙超填
A. 术前牙片 B. 术后牙片

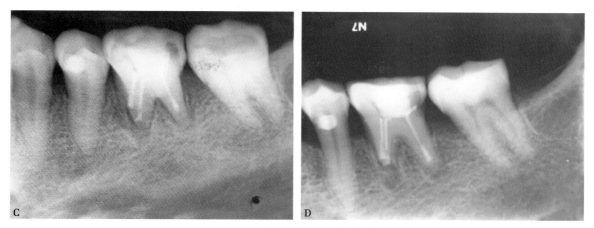

图 9-29 左下第一磨牙超填（续）
C. 术后 4 个月随访牙片 D. 术后 21 个月随访牙片

十二、根折（图 9-30，图 9-31）

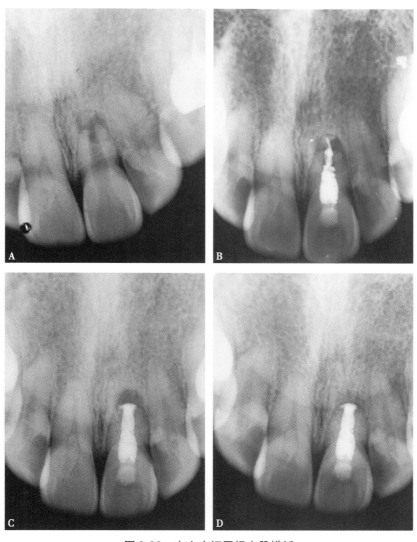

图 9-30 左上中切牙根尖段横折
A. 术前牙片 B. 根管治疗术后牙片 C. 术后牙片 D. 术后 3 个月随访牙片

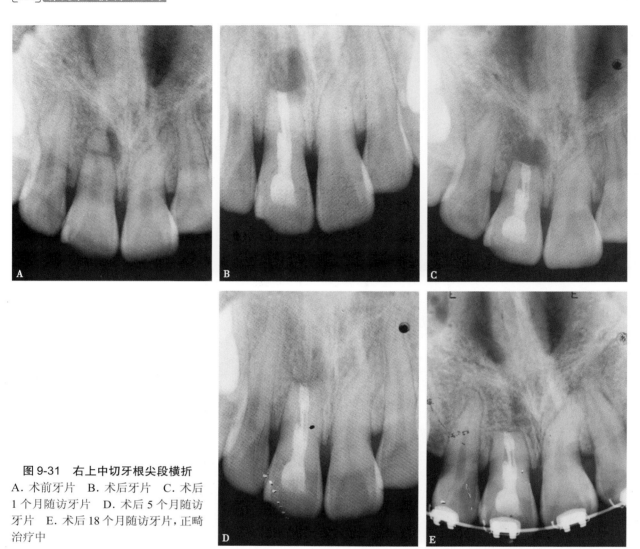

图 9-31 右上中切牙根尖段横折
A. 术前牙片 B. 术后牙片 C. 术后 1 个月随访牙片 D. 术后 5 个月随访牙片 E. 术后 18 个月随访牙片，正畸治疗中

十三、外吸收（图 9-32）

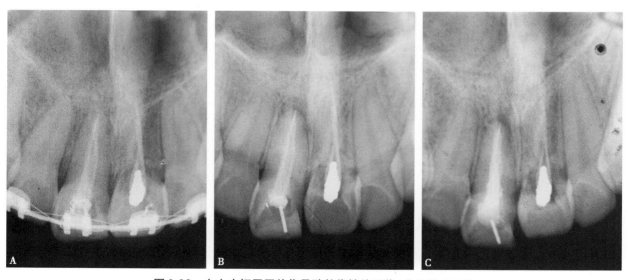

图 9-32 左上中切牙牙外伤导致替代性外吸收（参见图 5-113）
A. 牙外伤后行牙弓夹板固定，发生外吸收 B. 拆除夹板，外吸收进展中 C. 外吸收进展中

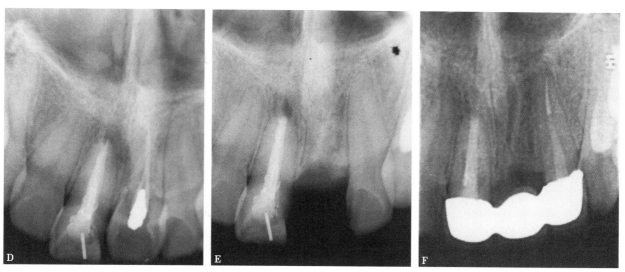

图 9-32 左上中切牙牙外伤导致替代性外吸收（参见图 5-113）（续）
D. 外吸收进展中 E. 术后牙片 F. 术后 27 个月随访牙片

十四、先前根尖外科手术失败（图 9-33）

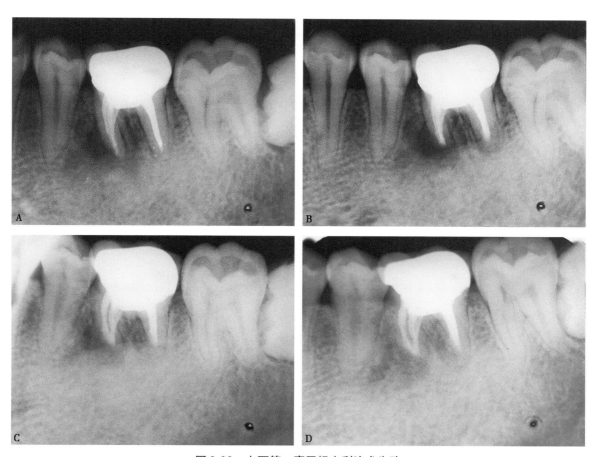

图 9-33 左下第一磨牙根尖刮治术失败
A. 单纯根尖刮治术术后 24 个月随访牙片 B. 显微根尖外科手术术后牙片
C. 术后 3 个月随访牙片 D. 术后 8 个月随访牙片

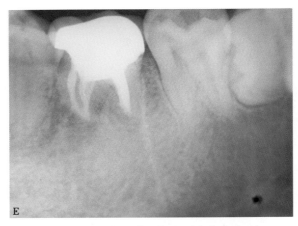

图 9-33 左下第一磨牙根尖刮治术失败（续）
E. 术后 12 个月随访牙片

十五、综合手术

患者右下第二前磨牙、第一磨牙、第二磨牙全冠修复后出现根管治疗后疾病，采用了分根术、根管再治疗术、根尖外科手术和意向再植术等方法，取得良好效果（图 9-34～图 9-37）。

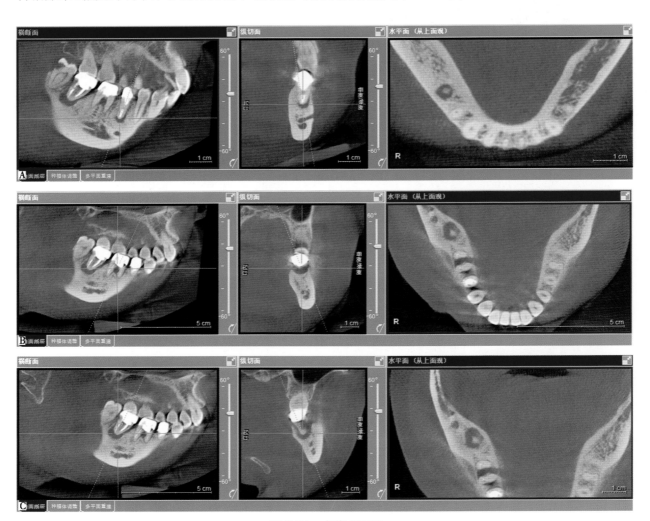

图 9-34 术前 CBCT
A. 右下第二前磨牙　B. 右下第一磨牙　C. 右下第二磨牙

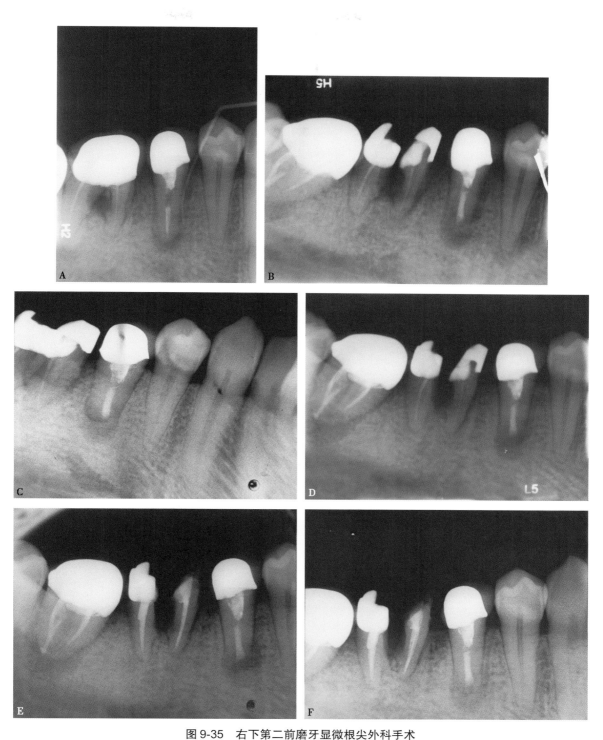

图 9-35　右下第二前磨牙显微根尖外科手术
A. 术前牙片　B. 术后牙片　C. 术后 1 个月随访牙片　D. 术后 2 个月随访牙片
E. 术后 3 个月随访牙片　F. 术后 6 个月随访牙片

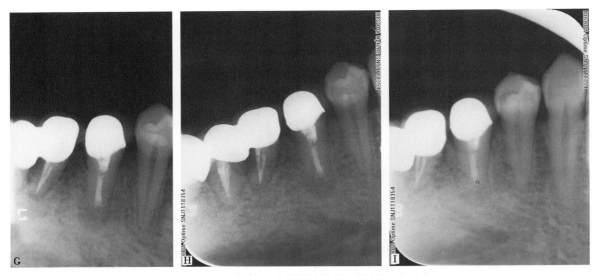

图 9-35　右下第二前磨牙显微根尖外科手术（续）

G. 术后 8 个月随访牙片　　H. 术后 10 个月随访牙片　　I. 术后 24 个月随访牙片

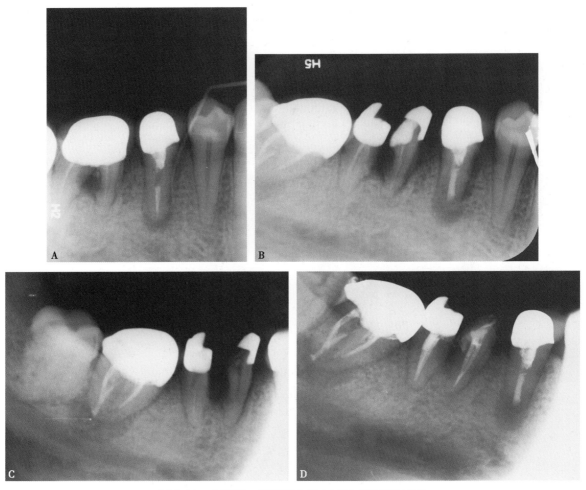

图 9-36　右下第一磨牙行分根术以及根管再治疗术

A. 术前牙片　　B. 分根术后牙片　　C. 术后 2 个月随访牙片　　D. 完成根管再治疗术

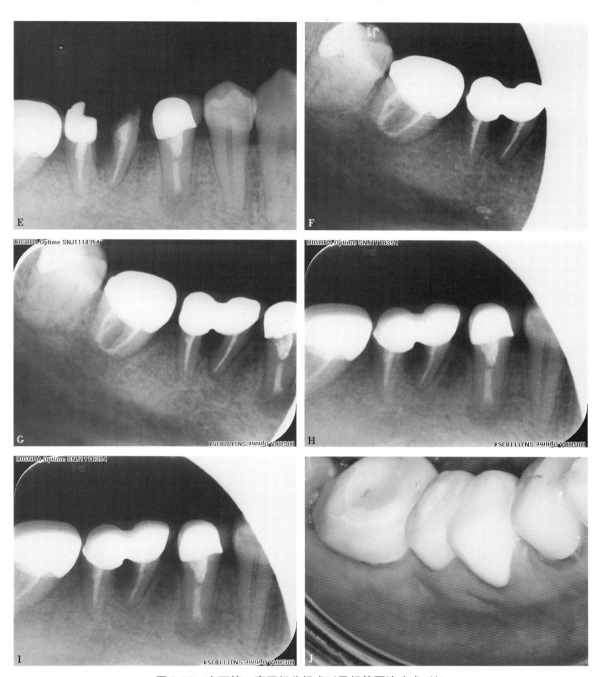

图 9-36 右下第一磨牙行分根术以及根管再治疗术（续）
E. 术后 6 个月随访牙片　F. 术后 8 个月随访牙片　G. 术后 10 个月随访牙片
H. 术后 18 个月随访牙片　I. 术后 26 个月随访牙片　J. 口内像

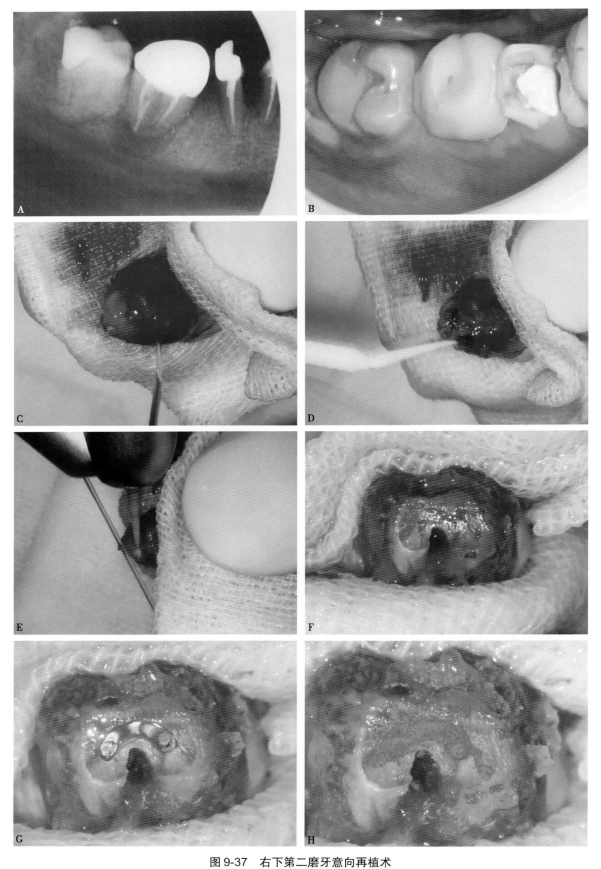

图9-37 右下第二磨牙意向再植术

A. 术前牙片　B. 口内像　C. 微创拔出　D. 染色探查,排除根裂等非适应证

E. 根尖切除　F. 探查　G. 根管逆行预备　H. 根管逆行充填

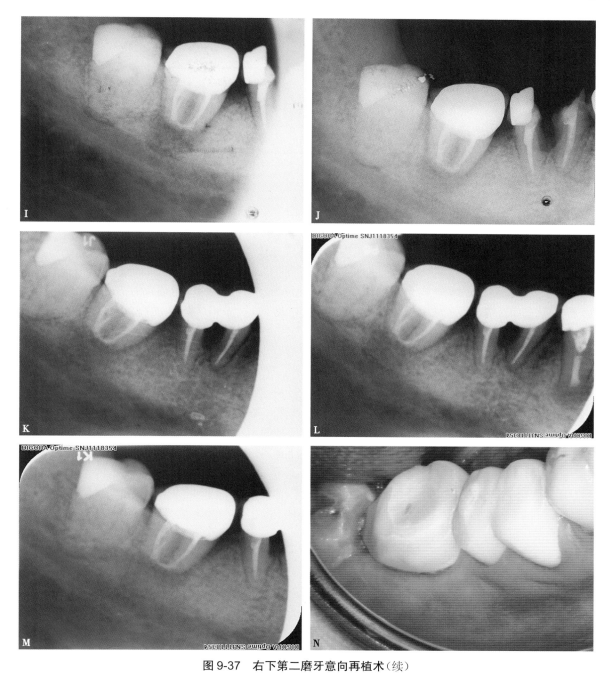

图9-37 右下第二磨牙意向再植术（续）

I. 术后牙片　J. 术后2个月随访牙片　K. 术后3个月随访牙片

L. 术后6个月随访牙片　M. 术后14个月随访牙片　N. 口内像

第十章

局限性和展望

第一节 局 限 性

　　显微根管外科至今已发展成为牙体牙髓病学中相对独立的亚专科,可以治疗几乎全部牙位的所有牙根,操作精确、创伤小,并发症少,成功率高,是治疗复杂、疑难根尖周病的有效方法。然而,显微根管外科在临床实践中仍然有以下局限性:

一、下颌磨牙独立远舌根

　　蒙古人种(包括中国人、爱斯基摩人、美洲印第安人等)具有特殊的三根型下颌第一磨牙,即有独立远舌根,发生率为 5%～40%。中国人群的发生率约为 1/4～1/3。由于远舌根弯曲度大、细小且根尖距颊侧骨板距离大(通常大于 10mm),而且难于拔除行意向再植术,所以下颌磨牙独立远舌根目前仍然是根管外科禁忌证(图 10-1)。若远舌根根尖无明显炎症,则只行近中根(近中颊舌根管)和远颊根(远颊根管)根尖外科手术(图 10-2,图 10-3)。

　　目前我们已完成 4 例三根型下颌第一磨牙全部牙根(3 根 4 根管)的显微根尖外科手术,正在进行大样本的解剖学特征分析,以显微根尖外科手术为导向,提出三根型下颌第一磨牙分类方法,建立远舌根根尖外科手术的操作规范。

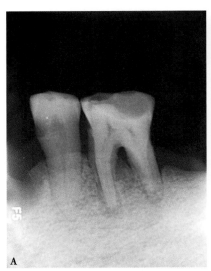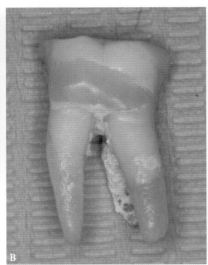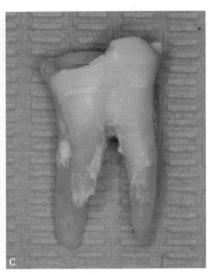

图 10-1 因严重牙周炎拔除的三根型下颌第一磨牙
A. 牙片 B. 离体牙颊侧观 C. 舌侧观

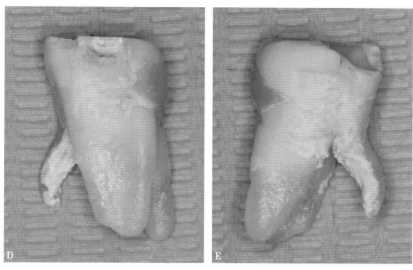

图 10-1 因严重牙周炎拔除的三根型下颌第一磨牙（续）

D. 近中观 E. 远中观

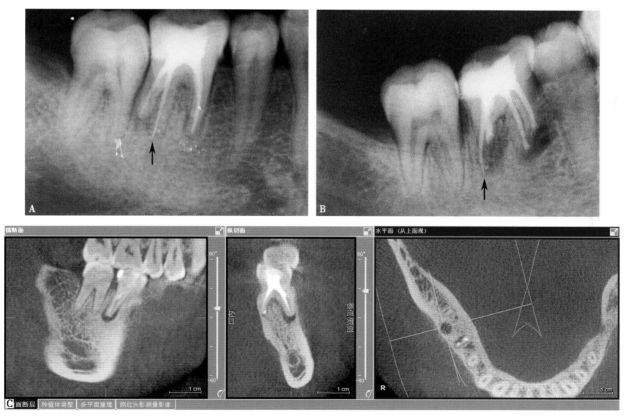

图 10-2 右下第一磨牙独立远舌根根尖段分离器械，余 3 根管行根尖外科手术

A. 术前牙片 B. 术后牙片 C. CBCT

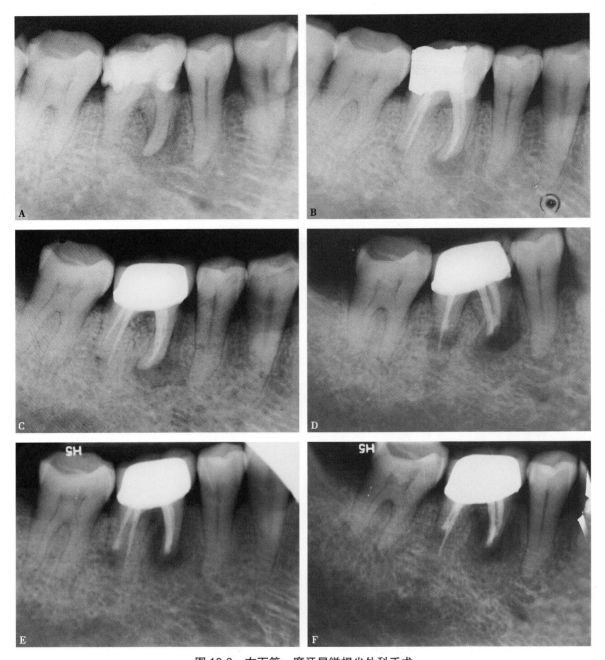

图 10-3 右下第一磨牙显微根尖外科手术

A. 术前牙片 　B. 根管治疗术后牙片 　C. 全冠完成 　D. 近颊舌和远颊根管行显微根尖外科手术后牙片
E. 术后 3 个月随访牙片 　F. 术后 4 个月随访牙片

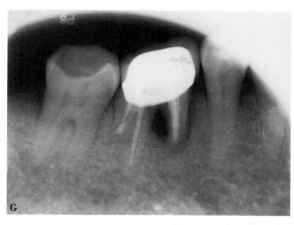
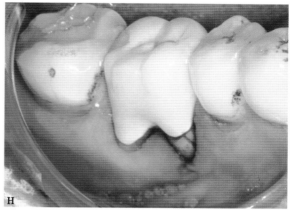

图 10-3 右下第一磨牙显微根尖外科手术(续)

G. 术后 45 个月随访牙片,示远颊、远舌根尖周正常(注:近中根大面积阴影)

H. 口内像示远中根正常(注:近中根根裂)

二、牙周牙髓联合病变

显微根管外科面临的第二个困难是:患牙合并牙周病时(病例分类的第五类和第六类),疗效显著降低(图 8-13),成功病例如图 10-4,失败病例参见图 2-42,图 8-16。

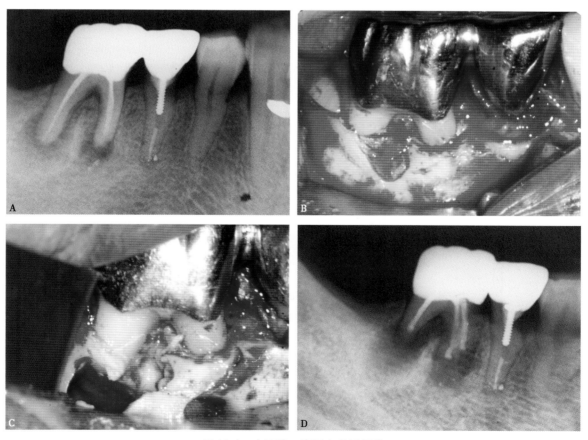

图 10-4 右下第一磨牙合并牙周炎

A. 术前牙片 B. 翻瓣 C. 根尖切除 D. 术后牙片

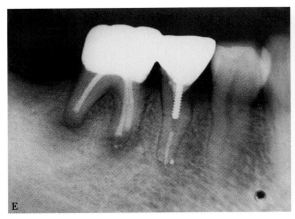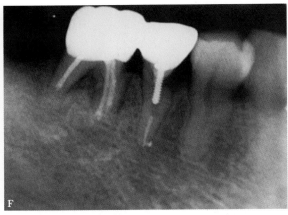

图 10-4 右下第一磨牙合并牙周炎（续）
E. 术后 2 个月随访牙片 F. 术后 14 个月随访牙片

第二节 展 望

一、联合使用内镜

牙科（根管）内镜直径可细至 0.9mm，可弯曲，内含透镜、光纤等光学影像设备以及各种工作尖，已应用于取涎石、根管治疗等（图 10-5）。在显微根管外科手术中，内镜可以辅助用于根尖切除后探查，特别是显微镜下难以明确病因的情况。

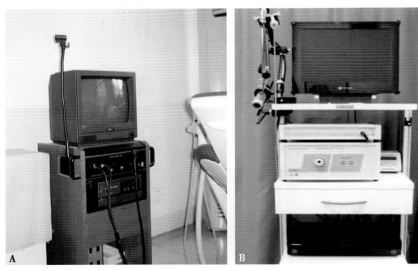

图 10-5 内镜
A. 根管内镜 B. 根管内镜

二、联合使用激光

显微根管外科中，可以辅助使用激光，如止血、根面平整、照射黏骨膜瓣等，可能会减轻术后反应，促进愈合（图 10-6）。

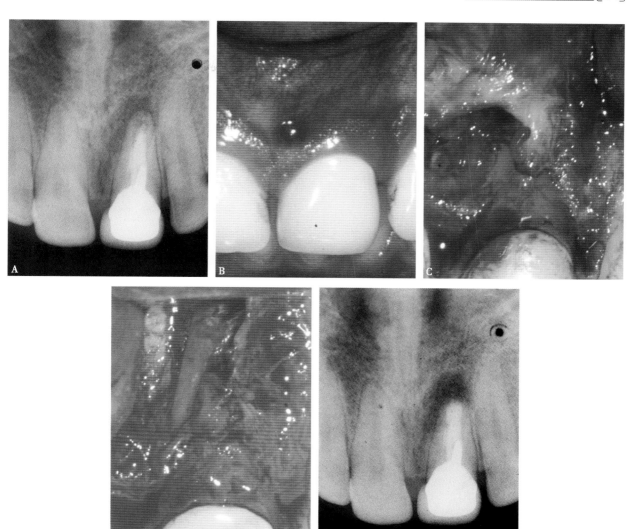

图10-6 联合使用激光

A. 术前牙片 B. 口内像 C. 翻瓣 D. 根尖外科手术完成后，激光照射牙根面、骨面和黏骨膜瓣 E. 术后牙片

三、应用 GTR/GBR 治疗牙周牙髓联合病变

针对并发严重牙周炎患牙显微根管外科手术预后较差的情况，联合应用牙周治疗，如 GTR/GBR 等，阻断牙周至根尖周的感染途径，以期提高根管外科手术疗效。

四、应用数字化导板

当根尖定位比较困难，如下颌第一磨牙独立远舌根，或者需要采用环钻精确完整取根尖区皮质骨块（参见第五章第五节）而术者经验不足时，可以在 CBCT 和 CAD/CAM 的基础上，制作个性化数字化导板，进行手术的精确定位。

五、拔牙后位点保存和即刻种植修复

为避免根管外科手术中因根裂等原因拔牙后牙槽骨丧失，影响后期修复，拔牙后应采用拔牙创植骨、胶原填塞等方法进行位点保存，合适情况下进行即刻种植修复。

参考文献

1. Syngcuk Kim，Gabriele Pecora，Richard A. Rubinstein. Color Atlas of Microsurgery in Endodontics. Philadelphia：W.B. Saunders Co.，2001

2. Merino EM. Endodontic microsurgery. Londen：Quintessence Publishing Co.Ltd.，2009

3. Kim S，Kratchman S. Modern endodontic surgery concepts and practice: a review. J Endod 2006；32：601-23

4. Nair PN. New perspectives on radicular cysts: do they heal? Int Endod J，1998；31：155

5. Papilla base incision: a new approach to recession-free healing of the interdental papilla after endodontic surgery. Velvart P. Int Endod J. 2002；35：453-60

6. Song M，Kim SG，Shin SJ，Kim HC，Kim E. The Influence of Bone Tissue Deficiency on the Outcome of Endodontic Microsurgery. J Endod.2013；39：1341-1345